乳腺肿瘤胃肠病学

Breast Oncogastroenterology

主审　任国胜

主编　孔令泉　吴凯南　厉红元

科学出版社

北　京

内 容 简 介

乳腺癌患者由于钙摄入不足和（或）维生素 D 缺乏/不足而易伴发口腔溃疡、胃溃疡、胃炎等疾病，化疗、内分泌治疗等综合治疗会导致胃肠黏膜损伤和加重维生素 D 与钙缺乏，进一步加重口腔溃疡和胃肠疾病。本书较全面地介绍了乳腺癌患者治疗随访期间乳腺癌伴随胃肠疾病的防治与管理，对乳腺癌患者的治疗和预后改善具有重要的临床意义。

本书实用性强，适合肿瘤科、乳腺科、消化科、胃肠外科医生及研究生阅读。

图书在版编目（CIP）数据

乳腺肿瘤胃肠病学 / 孔令泉，吴凯南，厉红元主编. —北京：科学出版社，2024.3
ISBN 978-7-03-078053-9

Ⅰ. ①乳… Ⅱ. ①孔… ②吴… ③厉… Ⅲ. ①乳腺肿瘤-诊疗 ②胃肠病-诊疗 Ⅳ. ①R737.9 ②R573

中国国家版本馆 CIP 数据核字（2024）第 040270 号

责任编辑：沈红芬　路　倩 / 责任校对：张小霞
责任印制：肖　兴 / 封面设计：陈　敬

科学出版社 出版
北京东黄城根北街 16 号
邮政编码：100717
http://www.sciencep.com
天津市新科印刷有限公司印刷
科学出版社发行　各地新华书店经销
*
2024 年 3 月第 一 版　开本：720×1000　1/16
2024 年 3 月第一次印刷　印张：10 3/4　插页 2
字数：210 000
定价：88.00 元
（如有印装质量问题，我社负责调换）

编 写 人 员

主　审　任国胜

主　编　孔令泉　吴凯南　厉红元

副主编　李　凡　魏余贤　张　翔　卢林捷
　　　　　武　赫　李　欣

编　者（以姓氏汉语拼音为序）

包中会	曹益嘉	陈昆霞	陈晓辉
程　巧	程小春	冯俊涵	冯一笑
甘　露	黄剑波	汲广岩	贾后军
蒋　娟	蒋知宇	孔令泉	李　凡
李　欣	李肇星	厉红元	梁馨予
刘自力	卢林捷	罗　玲	吕碧琼
马晨煜	母力元	彭柏清	钱　昆
屈秀泉	佘睿灵	帖红涛	涂江渝
王　泽	魏余贤	吴凯南	武　赫
徐　周	杨福宇	曾　育	张　杰
张　军	张　翔	张惠之	朱　冰
朱　洁			

前　言

乳腺癌是女性最常见的恶性肿瘤，随着诊疗水平的提高，乳腺癌患者的治疗效果和预后不断改善，多数患者逐渐以一种慢性病的状态长期生存，乳腺癌伴随疾病问题越来越突出，成为影响患者生活质量及预后的新挑战。2016 年，中共中央、国务院发布《"健康中国 2030"规划纲要》，明确提出"全方位、全周期保障人民健康"的"两全"健康管理方针，要求到 2030 年，我国总体癌症 5 年生存率提高 15%。为了实现上述目标，提高乳腺癌患者的生存质量和改善预后，乳腺癌"两全"管理模式及乳腺癌伴随疾病的全方位管理显得尤为重要。

乳腺癌患者的胃肠疾病问题，如乳腺癌诊治期间伴发的恶心、呕吐、便秘、腹泻、消化不良等疾病，是常见的乳腺癌伴随疾病。国际癌症微生物组联盟发布的共识认为，肠道菌群连同环境及遗传因素共同构成了驱动癌症发展的因素。肠道菌群在雌激素代谢、肥胖、胰岛素调节、免疫调节等方面发挥着不同作用，甚至某些细菌及其代谢产物有直接或间接的致癌或抑癌作用。受到饮食、感染、乳腺癌综合治疗等多方面的影响，肠道菌群紊乱会直接或间接导致乳腺癌发生和发展，因此调节肠道菌群有可能在乳腺癌预防中起到重要作用。胃肠道是体内最大、最复杂的内分泌器官，胃肠激素分布广泛。瘦素、生长抑素、胃泌素、P 物质、血管活性肽、胰高血糖素样肽-1、胰岛素样生长因子-1 等胃肠激素可通过旁分泌、自分泌等方式调控乳腺癌的发生和发展。

乳腺癌患者在接受化疗等综合治疗时，或者因为乳腺癌疾病本身原因，常会出现恶心、呕吐、便秘、腹泻、消化不良等胃肠症状，导致脱水、电解质紊乱、营养不良等问题，给患者带来痛苦和精神压力，患者甚至因此拒绝接受治疗。因此，积极预防和治疗相关胃肠疾病，不仅可以改善患者的生活质量，还可提高其依从性，有利于完成治疗，改善预后。

国外一项基于监测、流行病学和最终结果（SEER）数据库的回顾性研究（2001～2014 年）显示，乳腺癌患者第二原发癌的发病率由高到低依次为对侧乳腺癌、消化系统癌、肺癌和支气管癌、生殖系统癌等。因此，对于长期生存的乳腺癌患者，应加强乳腺癌并发胃肠道肿瘤或胃肠道转移癌的防治。

　　乳腺癌患者自身由于钙摄入不足和（或）维生素 D 缺乏/不足而易伴发口腔溃疡、胃溃疡、胃炎等疾病，化疗、内分泌治疗等综合治疗会导致胃肠黏膜损伤及加重维生素 D 和钙缺乏，进一步加重口腔溃疡和胃肠疾病，应注意加强对此类疾病的防治。

　　目前国内外尚无专门针对乳腺肿瘤胃肠病学的专著。笔者在多年来关注乳腺癌患者伴随疾病及乳腺肿瘤胃肠病学的基础上，查阅了大量的国内外相关文献，首次提出了乳腺肿瘤胃肠病学（breast oncogastroenterology）的概念，并完成了这部有关乳腺癌患者胃肠病问题和乳腺肿瘤与肠道菌群、胃肠激素及胃肠疾病相关性的专著——《乳腺肿瘤胃肠病学》。希望本书对乳腺癌和胃肠疾病相互关系的探讨，可引起肿瘤科、外科、乳腺科、消化科、内分泌科医生及研究生对乳腺肿瘤胃肠病学的重视，进一步深入研究乳腺癌和胃肠疾病的相互关系，以利于乳腺癌等恶性肿瘤的预防、治疗和预后改善。

　　参与本书编写与校对的人员有重庆医科大学附属第一医院吴凯南、厉红元、孔令泉、李凡、程巧、魏余贤、张翔、黄剑波、冯一笑、朱洁、陈昆霞、梁馨予、冯俊涵、马晨煜、佘睿灵、李肇星、蒋知宇、彭柏清、屈秀泉、甘露、张杰、蒋娟、吕碧琼、张军、贾后军、钱昆、汲广岩、杨福宇、罗玲、帖红涛、程小春、涂江渝，重庆医科大学附属第二医院朱冰、母力元、张惠之，陆军军医大学西南医院王泽，桂林医学院第二附属医院陈晓辉，重庆市巴南区第二人民医院包中会，重庆医科大学附属大学城医院曹益嘉，重庆海吉亚医院李欣，重庆市璧山区人民医院刘自力，柳州市人民医院卢林捷，金堂县第一人民医院曾育，西北大学附属医院/西安市第三医院武赫，川北医学院附属医院徐周。

　　由于目前尚无乳腺肿瘤胃肠病学的专著可作参考，而相关文献众多，学科跨度大、范围广，不少热点尚无定论，加之编者水平有限，书中不足之处在所难免。我们殷切期待相关专家和广大读者对本书提出宝贵意见（联系人：孔令泉，邮箱：huihuikp@163.com），以便再版时修正和完善。本书在编写过程中得到了重庆医科大学附属第一医院和中国抗癌协会乳腺肿瘤整合康复专业委员会的支持及帮助，并得到了重庆市临床医学研究联合会的出版基金支持，在此致以衷心的感谢！

编者

2023 年 10 月

目　　录

第一章　乳腺癌与肠道菌群失调

一、概述

正常人体消化道内寄居着数万亿的微生物，主要包括细菌、病毒、真核生物等，这类微生物统称为肠道菌群。人体中的肠道菌群主要分为四大门类：厚壁菌门、拟杆菌门、变形菌门和放线菌门。肠道菌群具有参与机体消化吸收、新陈代谢，影响机体炎症与免疫调节等复杂的作用。健康状况下，肠道各菌属组成及数量处于相对平衡状态，益生菌数量是有害菌的 $1000\sim10\,000$ 倍。肠道菌群容易受饮食、感染、应激、抗生素等影响，菌群的组成变化或功能紊乱被称为肠道菌群失调，细菌发生移位可改变肠道上皮通透性，诱发炎症，引起局部和全身免疫反应。

乳腺癌是全球女性最常见的恶性肿瘤，近年来发病率逐年递增，居我国女性恶性肿瘤发病率的首位。乳腺癌的病因复杂，尚未明确，仅有 10% 的乳腺癌患者是由基因问题所致；大多数乳腺癌的发病与雌激素失衡有关；乳腺癌患者中 70% 为雌激素受体（ER）阳性，其中大部分为绝经后，这部分女性的雌激素来源于脂肪组织或雄激素前体的芳香化；而肠道菌群最重要的功能之一就是调节身体雌激素的代谢，其重要性不言而喻。

人体很多器官系统都有菌群存在，除了肠道，乳腺也不例外，正常乳腺组织菌群与乳腺癌组织菌群也不尽相同。正常乳腺组织由乳腺上皮、间质和黏膜免疫系统构成复杂的微环境，黏膜免疫系统的发育和成熟离不开微生物的影响，细菌性炎症也是乳腺微环境成熟过程中的重要一环。正常乳腺组织的主要菌落有变形杆菌、厚壁菌、鞘氨醇单胞菌、放线菌、甲基菌、拟杆菌、普雷沃菌、乳球菌、链球菌、棒状杆菌、葡萄球菌属等。乳腺癌组织内菌群与正常乳腺组织明显不同，蛋白质细菌是正常乳腺组织中最丰富的，而乳腺癌组织增多的菌群包括变形杆菌、厚壁菌、放线菌、拟杆菌和疣菌等，其他还有大肠杆菌、耐辐射甲基杆菌、偶发分枝杆菌、草分枝杆菌、棒状杆菌、葡萄球菌、丙酸杆菌、丙酸单胞菌、微球菌、红杆菌、诺卡菌、嗜甲基菌、芽孢杆菌、矮小单胞菌、溶血隐杆菌、吲哚嗜胨杆菌、普雷沃菌、梭杆菌、无瘤菌、嗜氢菌等。乳腺组织中的细菌会诱导乳腺上皮细胞发生改变，例如，产生肠毒素的脆弱拟杆菌对比非产毒性脆弱拟杆菌，能更强烈地诱导乳腺导管上皮增生。

乳腺癌的综合治疗也会对乳腺癌组织中的菌群产生影响。例如，新辅助化疗后，假单胞菌属在乳腺癌组织中增加；未经治疗的乳腺癌组织中普雷沃菌属有所减少。乳腺癌组织因乳腺癌分子分型的不同，其微环境中的细菌菌落、病毒、真菌、寄生虫等均有所不同。随着乳腺癌组织学分级的升高，乳腺癌肿瘤微环境中拟杆菌科的丰富性在削弱，而农球菌属的细菌则更丰富。

二、乳腺癌与肠道菌群失调的关系

（一）研究现状

国际癌症微生物组联盟发布的共识认为，肠道菌群连同环境及遗传因素共同构成驱动癌症发展的因素。Bard 等分析了菌群组成与不同分期乳腺癌之间的关系，乳腺癌Ⅲ期患者比Ⅰ期患者有更多数量的布劳蒂亚菌及双歧杆菌；乳腺癌患者的临床分期与布劳蒂亚菌的数量及普拉梭菌与布劳蒂亚菌的比例相关；Jia 等的研究表明，肠道菌群的组成和功能在绝经后乳腺癌患者和健康女性之间存在差异。绝经后乳腺癌患者对比绝经后正常女性有 45 个菌种的相对丰度显示出显著差异。其中，38 个菌种在乳腺癌患者中富集，包括大肠杆菌、克雷伯菌、普雷沃菌、放线菌、腐败希瓦菌和解淀粉欧文菌等；7 个菌种在绝经后患者中含量较少，如挑剔真杆菌和阴道乳杆菌。以上表明乳腺癌与肠道菌群失调密切相关。

（二）肠道菌群失调对乳腺癌的影响机制

1. 雌激素　长期高水平的雌激素能够促进正常乳腺上皮细胞癌变，或促进乳腺癌细胞进一步增殖。雌激素由卵巢、肾上腺或脂肪细胞分泌后入血，被运输至肝脏，在肝脏内转化为雌二醇（E_2）、雌酮（E_1），并形成儿茶酚雌激素代谢物，由肝脏所产生的胆汁分泌入肠道，虽然大部分结合的儿茶酚雌激素代谢物经尿或粪便排出体外，但仍有一定量的雌激素被重吸收入血，在肠道菌群的代谢下，肠道菌群分泌的 β-葡萄糖醛酸酶将结合的儿茶酚雌激素代谢物分解为可利用的雌激素。此过程称为雌激素的肝肠循环。另外，肠道微生物还可以从膳食来源合成雌激素样化合物或雌激素模拟物。

有学者认为，人体肠道内许多细菌含有能够编码生成 β-葡萄糖醛酸酶和 β-半乳糖苷酶的基因。肠道菌群的改变可使肠道 β-葡萄糖醛酸酶含量增加，导致乳腺的性激素水平升高。例如，大肠杆菌的菌群密度变化会导致 β-葡萄糖醛酸酶活性改变。富含脂肪或蛋白质的饮食与较高的粪便 β-葡萄糖醛酸酶活性相关，而纤维的消耗会降低其活性，由此可推断高脂肪、高蛋白饮食会导致雌激素水平升高。肠道中也存在可以水解有活性雌激素的细菌，其中复杂的调节机制还需深入研究探讨。有研究对比了 48 例未经治疗的绝经后乳腺癌患者与绝经后健康妇女粪便中的肠道菌群 DNA，发现绝经后乳腺癌患者肠道菌群的多样性降低，肠道菌群中梭菌、粪杆菌属、瘤胃菌科的丰度升高，而多尔菌科和毛螺菌科的丰度降低。其中 α-多样性和 β-多样性大幅下降，雌激素水平大幅升高，总雌激素的含量与粪便肠道菌群 α-多样性直接相关。

此外，肠内酯是一种植物雌激素，由肠道细菌发酵木脂素而成。有研究认为，这种雌激素像膳食雌激素一样，可以作为抑制乳腺癌细胞增殖的药物。

2. 免疫与炎症 肠道内菌群失调和微生物产物的外渗会导致慢性促炎状态，对免疫系统产生负面影响，不利于清除突变和衰老的细胞，从而促进肿瘤生长。有研究者回顾性分析 316 例乳腺癌患者的中性粒细胞与淋巴细胞比率（NLR）发现，NLR＞3.3 的患者 5 年内死亡率大于 NLR＜1.8 的患者。对乳腺癌不同分期的患者进行研究发现，NLR＞2.5 的患者 10 年内复发风险是 NLR＜2.5 的患者的 4 倍多，提示中性粒细胞失调是乳腺癌演变的重要标志之一，NLR 的改变会影响乳腺癌的发生和发展。

肠道微生物群可能通过影响 T 细胞、中性粒细胞和一些炎症因子而与乳腺癌的发生和发展相关；共生细菌、白细胞介素（interleukin，IL）-6 和中性粒细胞之间也有相互作用；$CD8^+T$ 细胞可有效清除乳腺肿瘤细胞。肠道内的变形菌有促进效应 $CD8^+T$ 细胞成熟的功能，而当发生肠道炎症反应时，肠道内变形菌占比骤然下降，其功能被抑制，从而影响 $CD8^+T$ 细胞成熟。某些肠道菌群可能通过增加活性氧种类，导致慢性炎症性疾病，引起基因毒性损害。当细菌穿过上皮屏障时，其可以直接将毒素引入宿主细胞。各种细菌毒素，如脆弱芽孢杆菌毒素、大肠杆菌毒素和细胞致死毒素会引起致癌性细胞反应，导致 DNA 损伤。有研究表明，食用乳酸杆菌乳制品可降低 IL-6 和升高 IL-10 水平，从而延缓乳腺肿瘤的生长，降低患乳腺癌的风险。

3. 肥胖与饮食 超重和肥胖妇女患乳腺癌的风险比正常体重妇女高，尤其在绝经后。肥胖也与肠道菌群直接相关，肠道微生物群主要通过促进短链脂肪酸的产生、抑制饥饿诱导脂肪因子、介导慢性轻度炎症反应和抑制脂肪酸氧化等途径参与肥胖的发生和发展；研究表明，肠道微生物菌群如厚壁杆菌群、普雷沃菌、卟啉单胞菌等能够促进肥胖并发生相关并发症；一些研究发现，肥胖者与偏瘦者相比，厚壁菌门/拟杆菌门的比例较高。饮食结构不同，肠道菌群的结构也相应有差异，长期高糖高脂饮食会改变肠道微生物群落的分布，影响肠壁通透性，肠道中革兰氏阴性菌产生的脂多糖穿过渗漏的肠壁进入血液循环，促进肿瘤坏死因子 α（tumor necrosis factor α，TNF-α）和 IL-6 的表达，从而提高胰岛素水平；同时通过核因子 κB（NF-κB）等促进胰岛素信号通路胰岛素受体底物磷酸化，进一步促进胰岛素抵抗，使游离胰岛素增加，从而刺激卵巢导致雄激素增加，雄激素与雌激素相互转化，可导致乳腺癌的发生和发展。

流行病学统计表明，植物雌激素（大豆异黄酮）由于具有竞争雌激素受体的功能，可以降低乳腺癌的发生率。然而，只有 30%～50%的人可以将异黄酮转化为雌马酚，这可能是由肠道菌群构成不同所致。有研究者通过使用益生菌的大豆异黄酮作为更年期妇女乳腺癌的潜在预防策略。肠道微生物组发酵膳食木脂素转化的肠内酯也是一种植物雌激素，通过肠肝循环发挥作用，同时也长期持续地受肠道微生物组菌群的调节。肠内酯也被认为是一种潜在的抗乳腺癌物质。

（三）肠道菌群对乳腺癌治疗的影响

1. 对化疗药物疗效的影响　铂类是乳腺癌常见的治疗药物，有动物实验表明，对小鼠进行抗生素处理后，顺铂对 Lewis 肺癌疗效变差，抗生素联合顺铂组的 CD8$^+$T 细胞所表达的细胞因子减少，而顺铂联合乳酸杆菌的治疗组中细胞因子表达增加，提示乳酸杆菌可影响顺铂疗效。一项动物实验表明，同样给予环磷酰胺化疗，无菌条件下的肉瘤小鼠相较于无特异性病原体条件下的小鼠化疗效果差。对于接受卡培他滨节拍化疗的乳腺癌患者，肠道菌群中含有史雷克菌属的患者无进展生存期（progression-free survival，PFS）明显缩短，肠道菌群中含有卵形布劳特菌的患者 PFS 明显延长。

2. 对免疫治疗的影响　有研究发现，接受抗程序性死亡受体 1（PD-1）治疗的转移性黑色素瘤患者的肠道菌群后，对免疫疗法有反应者的细菌多样性与对免疫疗法无反应者有显著差异，有治疗应答者的肠道菌群中检测到较丰富的长双歧杆菌、产气柯林斯菌和粪肠球菌。目前尚未见肠道菌群对靶向治疗及内分泌治疗的影响。

（四）肠道菌群的抗乳腺癌作用

微生物群还参与产生抗癌代谢物，如丁酸盐、尸胺和石胆酸；膳食氨基酸代谢产生具有多种功能的生物胺如尸胺，如肠球菌属、肠杆菌属、埃希菌属、变形杆菌属、链球菌属和志贺菌都可以产生尸胺；已发现体外补充尸胺可通过抑制细胞迁移、侵袭、转移和抑制上皮间质转化抑制乳腺癌细胞增殖。丁酸是一种短链脂肪酸，具有通过诱导线粒体活性氧生成促进癌细胞凋亡、抗炎和抑制组蛋白去乙酰化的抗癌活性。丁酸还可抑制肿瘤血管生成。高纤维饮食能促进丁酸生成和丁酸生成微生物的增殖，可产生丁酸的微生物主要有普拉梭菌、罗斯菌、直肠真杆菌。石胆酸是一种仅由肠道细菌（如初级胆汁酸梭菌）产生的胆汁酸，研究发现其具有抗肿瘤作用，可使乳腺癌细胞增殖减少 10%～20%，并抑制上皮间质细胞转化。设计针对特定微生物组的抗生素可能有助于调节胃肠道微生物菌群，以此作为降低乳腺癌风险的可能途径；基因编码的益生菌可能有助于靶向某些免疫介导的或抗肿瘤的信号通路。但是，细菌群落的多样性可能使开发抗生素和识别癌症具有挑战性。

三、针对肠道菌群的预防措施

肠道菌群受到饮食、肥胖、感染、抗生素使用、乳腺癌综合治疗等的影响，肠道菌群紊乱会直接或间接导致乳腺癌的发生和发展，因此调节肠道菌群在乳腺癌预防中有重要作用。有文献报道，患有复发性尿路感染和痤疮的女性，长期使用抗生素，可导致患乳腺癌的风险增加；某些地区由于严格的卫生习惯和不恰当的抗生素使用而微生物受到抑制的环境可能导致 IL-10 反馈抑制作用的减弱，从而使易感个体更频繁地发生癌症相关炎症。上文提到的抗癌物质丁酸，由膳食纤维经肠道菌群代谢产生，补充膳食纤维有一定的防癌作用；也有报道称，有些中草药补充剂可以产生具有抗癌作用的代谢物，调节肠道菌群组成，防止肿瘤发生。人们可以从日常生活做起，通过健康饮食、多食膳食纤维、合理使用抗生素、避免过于严格的卫生习惯等方面进行调节。

此外，多项研究报道，口服益生菌可对身体细胞因子进行调节，从而发挥抗癌作用，益生菌对癌细胞具有抗增殖活性、诱导细胞凋亡、抑制细胞毒性和细胞周期阻滞的多重作用。一项基于日本人群的病例对照研究调查了 306 例 40～55 岁的乳腺癌患者和 662 例健康女性，结果表明，从青春期开始经常食用干酪乳杆菌和大豆异黄酮与乳腺癌风险显著降低相关。因此，补充益生菌、补充膳食中的植物雌激素及可产生植物雌激素的木脂素均可能有预防乳腺癌的作用。

对肠道菌群与乳腺癌关系的多项研究证实二者有密切联系，肠道菌群在雌激素代谢、肥胖、胰岛素调节、免疫调节等方面发挥不同作用，甚至某些细菌及其代谢产物有直接或间接致癌或抑癌作用。肠道菌群成分复杂、种类繁多，一方面，它可以导致癌症的发生和发展；另一方面，某些微生物群落对预防癌症的发生和发展具有重要意义。目前乳腺癌综合治疗方法日新月异，疗效也越来越好，但仍有很大的提升空间，调节饮食及生活习惯，从调节肠道菌群角度出发抑癌防癌可能是未来可选择的方向之一。

（武 赫 程小春）

参 考 文 献

Adlercreutz H, 2002. Phyto-oestrogens and cancer. Lancet Oncol, 3（6）: 364-373.

Azab B, Bhatt VR, Phookan J, et al, 2012. Usefulness of the neutrophil-to-lymphocyte ratio in predicting short-and long-term mortality in breast cancer patients. Ann Surg Oncol, 19（1）: 217-224.

Bäckhed F, Manchester JK, Semenkovich CF, et al, 2007. Mechanisms underlying the resistance to diet-induced obesity in germ-free mice. Proc Natl Acad Sci USA, 104（3）: 979-984.

Bäumler AJ，Sperandio V，2016. Interactions between the microbiota and pathogenic bacteria in the gut. Nature，535（7610）：85-93.

Canakis A，Haroon M，Weber HC，2020. Irritable bowel syndrome and gut microbiota. Curr Opin Endocrinol Diabetes Obes，27（1）：28-35.

Chong PP，Chin VK，Looi CY，et al，2019. The microbiome and irritable bowel syndrome—a review on the pathophysiology，current research and future therapy. Front Microbiol，10：1136.

Fändriks L，2017. Roles of the gut in the metabolic syndrome：an overview. J Intern Med，281（4）：319-336.

Garrett WS，2015. Cancer and the microbiota. Science，348（6230）：80-86.

Gui QF，Lu HF，Zhang CX，et al，2015. Well-balanced commensal microbiota contributes to anti-cancer response in a lung cancer mouse model. Genet Mol Res，14（2）：5642-5651.

Kisiela M，Skarka A，Ebert B，et al，2012. Hydroxysteroid dehydrogenases（HSDs）in bacteria：a bioinformatic perspective. J Steroid Biochem Mol Biol，129（1-2）：31-46.

Lakritz JR，Poutahidis T，Mirabal S，et al，2015. Gut bacteria require neutrophils to promote mammary tumorigenesis. Oncotarget，6（11）：9387-9396.

Li X，Liu ZL，Wu YT，et al，2018. Status of lipid and lipoprotein in female breast cancer patients at initial diagnosis and during chemotherapy. Lipids Health Dis，17（1）：91.

Lopes DB，de Avila ARA，de Queiros LD，et al，2016. Bioconversion of isoflavones into bioactive equol：state of the art. Recent Pat Food Nutr Agric，8（2）：91-98.

Matson V，Fessler J，Bao R，et al，2018. The commensal microbiome is associated with anti-PD-1 efficacy in metastatic melanoma patients. Science，359（6371）：104-108.

Mendoza L，2019. Potential effect of probiotics in the treatment of breast cancer. Oncol Rev，13（2）：422.

Mercier BC，Ventre E，Fogeron ML，et al，2012. Nod1 cooperates with TLR2 to enhance T cell receptor-mediated activation in CD8 T cells. PLoS One，7（7）：e42170.

Mikó E，Vida A，Kovács T，et al，2018. Lithocholic acid，a bacterial metabolite reduces breast cancer cell proliferation and aggressiveness. Biochim Biophys Acta Bioenerg，1859（9）：958-974.

Parida S，Wu S，Siddharth S，et al，2021. A procarcinogenic colon microbe promotes breast tumorigenesis and metastatic progression and concomitantly activates notch and beta-catenin axes. Cancer Discov，11（5）：1138-1157.

Qin J，Li Y，Cai Z，et al，2012. A metagenome-wide association study of gut microbiota in type 2 diabetes. Nature，490（7418）：55-60.

Raza MH，Gul K，Arshad A，et al，2019. Microbiota in cancer development and treatment. J Cancer Res Clin Oncol，145（1）：49-63.

Rea D，Coppola G，Palma G，et al，2018. Microbiota effects on cancer：from risks to therapies. Oncotarget，9（25）：17915-17927.

Reeves GK，Pirie K，Beral V，et al，2007. Cancer incidence and mortality in relation to body mass index in the million women study：cohort study. BMJ，335（7630）：1134.

Rutkowski MR，Stephen TL，Svoronos N，et al，2015. Microbially driven TLR5-dependent signaling governs distal malignant progression through tumor-promoting inflammation. Cancer

Cell，27（1）：27-40.

Schwabe RF，Jobin C，2013. The microbiome and cancer. Nat Rev Cancer，13（11）：800-812.

Scott AJ，Alexander JL，Merrifield CA，et al，2019. International cancer microbiome consortium consensus statement on the role of the human microbiome in carcinogenesis. Gut，68（9）：1624-1632.

Siegel RL，Miller KD，Fuchs HE，et al，2022. Cancer statistics，2022. CA Cancer J Clin，72（1）：7-33.

Sonestedt E，Wirfält E，2010. Enterolactone and breast cancer：methodological issues may contribute to conflicting results in observational studies. Nutr Res，30（10）：667-677.

Tao J，Li S，Gan RY，et al，2020. Targeting gut microbiota with dietary components on cancer：effects and potential mechanisms of action. Crit Rev Food Sci Nutr，60（6）：1025-1037.

Toi M，Hirota S，Tomotaki A，et al，2013. Probiotic beverage with soy isoflavone consumption for breast cancer prevention：a case-control study. Curr Nutr Food Sci，9（3）：194-200.

Urbaniak C，Cummins J，Brackstone M，et al，2014. Microbiota of human breast tissue. Appl Environ Microbiol，80（10）：3007-3014.

Velicer CM，Lampe JW，Heckbert SR，et al，2003. Hypothesis：is antibiotic use associated with breast cancer? Cancer Causes Control，14（8）：739-747.

Viaud S，Saccheri F，Mignot G，et al，2013. The intestinal microbiota modulates the anticancer immune effects of cyclophosphamide. Science，342（6161）：971-976.

Ward HA，Kuhnle GG，2010. Phytoestrogen consumption and association with breast，prostate and colorectal cancer in EPIC Norfolk. Arch Biochem Biophys，501（1）：170-175.

Wei B，Wingender G，Fujiwara D，et al，2010. Commensal microbiota and CD8$^+$ T cells shape the formation of invariant NKT cells. J Immunol，184（3）：1218-1226.

Xia C，Dong X，Li H，et al，2022. Cancer statistics in China and United States，2022：profiles，trends，and determinants. Chin Med J（Engl），135（5）：584-590.

Xuan C，Shamonki JM，Chung A，et al，2014. Microbial dysbiosis is associated with human breast cancer. PLoS One，9（1）：e83744.

Yang J，Tan Q，Fu Q，et al，2017. Gastrointestinal microbiome and breast cancer：correlations，mechanisms and potential clinical implications. Breast Cancer，24（2）：220-228.

Zhu J，Liao M，Yao Z，et al，2018. Breast cancer in postmenopausal women is associated with an altered gut metagenome. Microbiome，6（1）：136.

第二章　胃肠激素与乳腺癌

　　胃肠激素是指由消化道中的内分泌细胞产生，通过血液循环、旁分泌或自分泌作用于机体各器官，主要是消化器官中的靶细胞，发挥其生理生化调节作用的物质。近年，随着胃肠内分泌学的迅速发展，人们对胃肠激素的认识和理解不断加深，发现胃肠激素分布广泛，从胃到肠道的黏膜层内散布着多种内分泌细胞，且胃肠道内分泌细胞的数量也远多于其他内分泌腺中内分泌细胞的数量，因而胃肠道也被认为是体内最大、最复杂的内分泌器官。胃肠激素除了以经典的循环内分泌方式起作用外，还可能通过旁分泌、神经递质、外分泌和自分泌等方式起作用。胃肠激素不仅调节消化系统功能，其靶细胞可能同时存在于非消化道中，对机体多种其他生理调节也起重要作用。因此，如今胃肠激素的概念，从其分布、作用到作用方式等方面均已超出传统的范畴。乳房是女性的第二性器官，既往研究认为其生长发育主要受性激素调节，但随着研究的深入，发现其他内分泌激素与乳腺疾病的发生也密切相关。乳腺肿瘤受多种激素调节和影响，它们既相互区别又紧密联系，胃肠激素在乳腺癌发生和发展中也有一定的作用。本章介绍与乳腺癌发生和发展关系较为密切的胃肠激素。

一、瘦素与乳腺癌

　　瘦素（leptin，LP）是由肥胖基因（obese gene，*OB*）所编码的蛋白产物，*OB*基因位于人类染色体 7q32 上，由 3 个外显子和 2 个内含子组成，长度 20kb。瘦素主要从白色脂肪组织分泌，由 167 个氨基酸组成，但其他许多组织如胃黏膜上皮细胞、胎盘、乳腺上皮细胞及肝星状细胞等也都能检测到瘦素的合成和分泌。瘦素主要通过调控食欲、减少能量摄入、增加能量消耗、抑制脂肪合成等作用参与调节机体的能量平衡。同时，瘦素在多种癌症的发生和发展过程中起重要作用。乳腺体积 90% 是脂肪组织，可以分泌包括瘦素在内的大量脂肪因子，瘦素和瘦素受体在乳腺癌组织中的表达水平明显高于正常乳腺上皮和良性肿瘤组织。肥胖的乳腺癌患者常伴高瘦素血症。

　　一项荟萃分析纳入了 9 项瘦素（−2548G/A）基因多态性与乳腺癌风险的病例对照研究，共纳入 3725 例乳腺癌病例与 3093 例对照组，结果显示瘦素（−2548G/A）基因多态性在乳腺癌易感性中起着重要作用，尤其在白种人中。有研究通过细胞实验探索瘦素对乳腺癌 MCF-7 细胞增殖和凋亡的影响，发现瘦素对乳腺癌 MCF-7 细胞有促进增殖和拮抗凋亡的作用，主要通过细胞信号通路磷脂酰肌醇 3-激酶（PI3K）-蛋白激酶 B（AKT）促进 Bcl-2 表达而达到抗凋亡效应。多项临床研究提示，乳腺癌患者血清瘦素水平显著高于对照组，并与患者血清雌激素、黄体酮水平有一定的相关性，说明瘦素水平可能与机体内分泌状态密切相关。一项荟萃分析表明，瘦素可能是女性乳腺癌风险的潜在生物标志物，尤其是超重和肥胖女性。因此，瘦素水平可能有助于评估乳腺癌的高风险人群。

瘦素不仅可直接与瘦素受体结合发挥其活性，还可通过与其他受体结合，激活其他信号通路系统从而影响乳腺癌的生物特性。人表皮生长因子受体 2（human epidermal growth factor receptor 2，HER2）是一种酪氨酸激酶，在 25%～30%的乳腺肿瘤中表达增加，其过度表达常与乳腺癌的侵袭性、转移性和不良预后相关，是重要的药物靶点之一。有研究显示，在 SK-BR-3 乳腺癌细胞中，瘦素可通过表皮生长因子受体 HER1 和 JAK2 途径反式激活 HER2。因此，被反式激活的 HER2 可能是乳腺癌患者抗 HER2 耐药的重要机制之一，尤其在表达高水平瘦素和瘦素受体的乳腺癌组织中。此外，雌激素也与乳腺癌密切相关，雌激素可通过雌激素受体促进乳腺癌细胞增殖。有研究表明，乳腺癌组织中瘦素的表达与雌激素受体 β 表达呈正相关（$P=0.001$，$r=0.327$），而与雌激素受体 α 无关。有研究发现，瘦素通过丝裂原活化蛋白激酶（MAPK）信号通路激活 MCF-7 雌激素受体，上调雌激素受体依赖性基因的表达，提示瘦素的致癌作用可能与雌激素受体相关。此外，瘦素可通过上皮间质转化、募集肿瘤微环境中的巨噬细胞而发挥加速乳腺癌进展的作用。

二、生长抑素与乳腺癌

生长抑素（somatostatin，SST）又称生长激素释放抑制因子（somatotropin release inhibiting factor，SRIF），是一种抑制生长激素释放的调节肽。SST 主要由中枢神经产生和分泌，外周组织包括胰腺和胃肠道也有少量分泌。它有两个亚型，SST-14 和 SST-28，两者具有相似的生理功能。SST 通过激活同源生长抑素受体（somatostatin receptor，SSTR）影响神经递质传递、细胞增殖和内分泌功能，通过激活 SSTR 及其下游信号，SST-14 和 SST-28 介导激素释放、神经递质传递、细胞生长和肿瘤抑制等多种生理功能。SSTR 属于 G 蛋白偶联受体家族，对几种肿瘤中每个 SSTR 功能的研究发现了不同的抑制肿瘤细胞增殖、存活和血管生成信号级联的信息。SSTR 有 5 个亚型，同源 SSTR（SSTR1、SSTR2A/2B、SSTR3、SSTR4、SSTR5）有 7 个跨膜结构域。所有这些受体都对 SST-14 和 SST-28 具有很高的亲和力。这些 SSTR 在正常组织和实体肿瘤中均广泛表达。SST 对肿瘤生物学有直接和间接的影响。直接机制包括通过 SST 或其类似物与癌细胞上的 SSTR 直接相互作用，抑制细胞增殖和（或）诱导细胞凋亡。而间接作用可能包括，通过抑制胰岛素样生长因子-1（insulin-like growth factor-1，IGF-1）基因表达直接降低血清 IGF-1 水平，或通过抑制肝脏中生长激素依赖的 IGF-1 合成间接降低血清 IGF-1 水平。此外，SST 可以促进瘤周血管收缩，从而干扰肿瘤的营养支持。

在原发性乳腺癌中，通过经典的生化交联、体外放射自显影、体内显影、原位杂交、免疫细胞化学和逆转录聚合酶链反应（RT-PCR）等技术测定 SSTR 水平，综合分析显示，15%～66%的原发性乳腺肿瘤为 SSTR 阳性。基础实验发现，在蛋白质水平上，SSTR2 是在乳腺肿瘤中表达的主要 SSTR，SSTR2 表达与孕激素受体（PR）相关，而 SSTR4 与 ER 受体表达相关。有临床研究显示，抗雌激素治疗后，乳腺肿瘤表面的 SSTR 表达会下调。回顾性研究表明，在乳腺癌中，SSTR 的表达与年龄、绝经状态、诊断和组织学分级无关，而表达 SSTR 的乳腺癌患者有较长的无复发生存期。对一种新的生长抑素类似物 cifetrelin 对体外培养的 MCF-7 乳腺癌细胞的抗癌作用机制研究发现，在较低浓度下，cifetrelin 能增强化疗药（如多柔比星）的凋亡效应。cifetrelin 诱导的细胞凋亡由 p53 独立机制触发，并与 NF-κB 活性的早期抑制有关。尽管有一些小型 I 期和 II 期临床试验评估了生长抑素类似物在晚期乳腺癌中的疗效，但结果差异较大。有荟萃分析研究转移性乳腺癌患者对生长抑素类似物的反应和药物毒性，结果显示，使用生长抑素类似物治疗，超过 40%的患者有反应，而且副作用很少。但由于相关研究纳入病例数较少，未做异质性分析，可信度不高，故仍未在临床推广。由于组织和细胞系上存在多种 SSTR，以及缺乏真正的 SSTR 亚型特异性激动剂和拮抗剂，对乳腺癌中每个 SSTR 亚型的生理功能和细胞内信号机制了解不多，为了最终阐明 SST 及其类似物在乳腺癌治疗中的作用，还需要进行更多的大样本量临床研究。

三、胃泌素与乳腺癌

胃泌素（gastrin）于 1905 年首次被发现并命名，主要由位于胃窦、十二指肠和空肠上段的内分泌细胞（G 细胞）分泌。胃泌素作用主要通过胆囊收缩素 B 受体（cholecystokinin B receptor，CCKBR）介导，是一种 7 次跨膜 G 蛋白偶联受体，可以调节胃酸分泌，促进胃肠道的分泌功能和胃肠道的有序蠕动，还能促进胰岛素和降钙素等释放。后来发现胃泌素还能刺激胃泌酸腺区黏膜和十二指肠黏膜的 DNA、RNA 及蛋白质合成，营养胃肠黏膜细胞，促进其生长。胃泌素的促生长作用引起了人们对其对肿瘤影响的关注。

早期临床数据发现，胃癌患者中存在一定比例的高胃泌素血症，并且血清胃泌素水平的变化与癌灶的浸润性有关，也有研究结果表明，胃泌素对一些类型的癌症具有抑制作用，如结肠癌。研究发现，多种肿瘤均复合表达胃泌素和胃泌素受体，因此推测肿瘤细胞自分泌的胃泌素可与肿瘤细胞表达的胃泌素受体结合，从而建立了胃泌素促进肿瘤细胞生长的自分泌环假说。目前关于胃泌素的作用仍有很大争议。这些有争议的研究结果提示，胃泌素可能是以器官或分子亚型依赖的方式发挥作用的。有研究者应用组织芯片等方法，研究乳腺癌 MCF-7 细胞株中胃泌素和胃泌素受体的表达，以及用胃泌素受体阻断剂丙谷胺处理后 Wnt、NF-κB、PI3K-AKT-哺乳动物雷帕霉素靶蛋白（mTOR）信号通路的变化。结果提示，胃泌素和胃泌素受体构成的自分泌环在乳腺癌中表达，阻断此环可导致多种肿瘤细胞增殖，促进细胞凋亡，其机制可能与细胞中 Wnt 信号通路有关。有研究对比 93 例乳腺癌患者和 20 例健康者的血清，采用酶联免疫吸附试验（ELISA）检测血清中的胃泌素水平，并通过细胞实验、分子实验及动物实验研究胃泌素对乳腺癌细胞的抑制作用及其机制。结果发现，低血清胃泌素水平与 ER 阳性乳腺癌的发展密切相关，其通过 CCKBR 介导的胞外信号调节激酶（ERK）/P65 信号的激活保护乳腺，从而抑制乳腺癌，尤其是 ER 阳性乳腺癌的发生和发展。

四、P 物质与乳腺癌

P 物质（substance P，SP）是速激肽家族的重要成员，也是最早发现的神经肽，1931 年由瑞典学者 Euler 从脑及肠组织中提取而发现。SP 是由 11 个氨基酸组成的多肽，最初人们发现它由神经细胞和胃肠道内分泌细胞分泌，在体内参与疼痛的传递，引起胃肠道平滑肌收缩，调节炎症和免疫反应。中枢神经系统的 SP 作为神经递质而发挥作用，可调节情感和行为。哺乳动物的速激肽受体分三类，神经激肽-1 受体（neurokinin-1 receptor，NK1R）、NK2R、NK3R，其中 NK1R 对 SP 最为敏感。目前在 mRNA 水平和蛋白质水平所发现的人 NK1R 只有两种：由 5 个外显子组成全长型受体（NK1R-FL）和 C 端缺乏 96 个氨基酸残基的截短型受体（NK1R-Tr）。SP 及 NK1R 广泛分布于中枢神经和周围组织，中脑、下丘脑和视前区的 SP 含量最高，主要分布在神经细胞体、轴突及末梢；在外周神经组织中 SP 主要存在于两个部位，即初级感觉神经元及胃肠道内的神经元及其纤维末梢，广泛分布于内分泌腺、内脏器官及肠道和皮肤外周组织器官的神经末梢。SP 可以通过自分泌或者旁分泌发挥作用，可以促进肿瘤组织中神经纤维的生成，促进肿瘤组织内和瘤旁的血管生成，并且还能促使血管内皮和肿瘤细胞上其受体的合成，从而起到促进肿瘤生长的作用。

有研究发现，SP 神经广泛分布于乳腺的真皮下、乳头平滑肌周围、乳管周围的结缔组织和乳腺组织实质中，SP 阳性神经分布于乳腺组织的动脉周围和静脉壁。在乳腺癌中 SP、NK1R 能够调节乳腺癌的内分泌，在乳腺癌中 NK1R 有两种亚型，其中 NK1R-Tr 占主要地位，而其在正常乳腺细胞中无表达。用带有 *NK1R-FL* 和 *NK1R-Tr* 基因的载体转染正常乳腺细胞可引起恶性转化。用 *NK1R-FL* 转化的细胞系 40%融合，而用 *NK1R-Tr* 转化的细胞灶性融合，同时也有 SP 的表达增加。

并且用 *NK1R-Tr* 转化的细胞的生长速度明显快于用 *NK1R-FL* 转化的细胞和正常的乳腺上皮细胞。有研究采用 ELISA 检测乳腺癌及乳腺良性疾病患者血清、乳腺细胞系培养上清中 SP 水平，用免疫组化和免疫印迹技术检测 NK1R-FL 和 NK1R-Tr 在乳腺癌及其癌旁正常组织、乳腺良性病变组织中的表达差异。研究发现，SP、NK1R-Tr 与血管内皮生长因子表达呈正相关，显示 NK1R-Tr 的高表达与乳腺癌侵袭转移有关。Singh 等研究证实，乳腺癌细胞较正常细胞 SP 及其受体 NK1 和 NK2 的表达显著增加，特异性的 NK1 和 NK2 受体阻断剂能抑制乳腺癌细胞的增殖，提示肿瘤细胞周围高浓度的 SP 对癌细胞的增殖具有刺激作用。通过研究 SP 受体抑制剂对人乳腺癌细胞株 MDA-MB-231（ER）的作用发现，SP 受体抑制剂具有明显的细胞稳定作用，由此认为，针对 ER 的乳腺癌患者 SP 受体抑制剂可能成为新的治疗方法之一。

五、血管活性肠肽与乳腺癌

血管活性肠肽（vasoactive intestinal polypeptide，VIP）基因位于人类染色体 6q24—q27，长度为 11 843bp，有 2 种不同的转录体，由 170 个左右氨基酸的前体肽经剪接形成一种由 28 个氨基酸残基组成的直链碱性多肽。1970 年由 Said 等从猪小肠中首次分离纯化得到 VIP，由于其明显的血管扩张作用，故命名为"血管活性肠肽"。VIP 在生物体内具有双重作用，既是胃肠激素，又是神经肽，属胰高血糖素-胰泌素家族，同时也是一种非胆碱能非肾上腺素能神经介质。VIP 主要由中枢和外周神经系统不同区域的神经元产生，由副交感神经节后纤维释放。另外，某些内分泌细胞如脑垂体催乳素细胞、大多数免疫细胞如肥大细胞、某些肿瘤细胞等也能分泌 VIP。VIP 通过活化两类特异性膜受体——VPAC1 和 VPAC2 发挥生物学作用，该受体由 7 次跨膜的 α 螺旋结构和细胞内外的短肽部分组成，属于Ⅱ类 G 蛋白偶联受体。VIP 及其受体在消化系统、呼吸系统、神经系统及免疫系统等多个系统均有分布，在体内作为促分泌剂、血管扩张剂、免疫调节剂、神经递质等发挥广泛的作用。VIP 的生物学功能多样，因而与临床多种疾病相关。

目前认为，VPAC1 受体定位于细胞核，而 VPAC2 受体定位于核外，在人乳腺组织中后者表达低于前者。与非肿瘤组织相比，这两种受体与 VIP 在细胞增殖中的作用可能相关。研究发现，VIP 可使乳腺癌细胞内环腺苷酸（cAMP）升高，cAMP 的升高可引起 PKA 激活，导致 cAMP 效应元件结合蛋白（CREB）磷酸化。细胞核中磷酸化的 CREB 进而与原癌基因 *CRE* 5′上游调控区域相互作用。VIP 可增加乳腺癌细胞系 MCF-7 和 MDA-MB-231 中 c-fos mRNA 的表达。细胞研究发现，在人雌激素依赖性（T47D）和雌激素非依赖性（MDA-MB-468）乳腺癌细胞中，VIP 可调节血管内皮细胞生长因子（VEGF）的表达。两种癌细胞系均表达 VIP 和 VPAC1（但不表达 VPAC2）受体，VIP 通过对腺苷酸环化酶（AC）活性的刺激发挥其功能。VIP 诱导 VEGF 的表达具有时间依赖性。通过腺苷酸环化酶刺激和使用特定激酶抑制剂的研究观察到，VEGF 表达的 VIP 调控似乎至少受到 cAMP/蛋白激酶 A（PKA）和 PI3K 信号系统的调节。这些作用提示 VIP 在乳腺癌中具有促进血管生成的潜力。体外实验发现，添加 VIP 受体拮抗剂可在体内外抑制乳腺癌细胞增殖。目前，需要进一步的临床前研究以确定 VIP 受体拮抗剂是否可抑制乳腺癌转移和血管生成。

六、胰高血糖素样肽-1 与乳腺癌

胰高血糖素样肽-1（glucagon-like peptide-1，GLP-1）由胰高血糖素基因编码，该基因编码由 160 个氨基酸组成的胰高血糖素原，其中第 33～61 位氨基酸序列编码胰高血糖素，第 72～108 位和第 126～158 位氨基酸序列分别编码 GLP-1 和 GLP-2。胰高血糖素原在不同的组织内被加工成不同的产物，在胰腺经激素原转化酶的作用，被转化为胰高血糖素，在肠道则被转化为 GLP-1 和 GLP-2，GLP-1 主要由分布在空肠、结肠、回肠的 L 细胞分泌，循环中的 GLP-1 易被二肽基肽酶-4（dipeptidyl peptidase-4，DPP4）快速降解，其半衰期为 1～2min。GLP-1 受体（GLP-1R）是一个与 G 蛋白偶联的含有 7 个跨膜结构的胰高血糖素受体家族成员，主要信使为 cAMP。当 GLP-1 与受体结合后，通过 G 蛋白激活腺苷酸环化酶，使细胞内 cAMP 水平升高，导致细胞膜 K^+ 通道关闭，细胞去极化，诱发电压依赖性 Ca^{2+} 通道开放，细胞外 Ca^{2+} 内流，细胞内 Ca^{2+} 浓度升高而触发胰岛素的合成和释放。GLP 通过与组织中的 GLP-1R 结合而发挥作用，该通道在胰岛、肺、胃肠道、中枢神经系统中均有表达。GLP-1 及其类似物因可明显促进胰岛素的生物合成和分泌、抑制胰高血糖素的分泌、保护胰岛 B 细胞，在心血管保护及抗炎、改善胰岛素抵抗中也发挥重要作用。

由于糖尿病是乳腺癌发生和发展的危险因素之一，也与乳腺癌患者的不良临床结局有关，GLP-1R 激动剂已被用作糖尿病治疗药物，因而研究人员开始关注 GLP-1R 激动剂与乳腺癌的关系。有研究者回顾性分析了在 2007 年 1 月至 2015 年 3 月使用降糖药物治疗的 44 984 例女性糖尿病，对比使用 GLP-1 类似物与 DPP-4 抑制剂相关的乳腺癌事件。这项队列研究显示，使用 GLP-1 类似物与乳腺癌风险的总体增加无关。有研究者对乳腺癌伴糖尿病患者（125 例）和无糖尿病患者（58 例）的癌旁正常乳腺组织进行 GLP-1R 免疫定位，分析 GLP-1R 与患者成纤维细胞生长因子 7（FGF7）和成纤维细胞生长因子受体 2（FGFR2）、Ki-67 指数（Ki-67）的关系，结果发现，糖尿病患者癌组织中 GLP-1R 免疫反应性明显高于非糖尿病患者（$P=0.044$）。在 ER 阳性乳腺癌病例中，GLP-1R 阳性者的 Ki-67 更倾向高于 14%（$P=0.07$），表明 GLP-1R 状态与糖尿病乳腺癌患者的生物学特征可能存在相关性。长效 GLP-1R 激动剂 exendin-4 目前已被批准用于 2 型糖尿病的治疗。有细胞和动物实验发现 exendin-4 治疗可降低乳腺癌细胞的活力并增强其凋亡，但不影响正常细胞的活力。抑制 exendin-4 诱导的腺苷酸环化酶激活可恢复细胞活力，从而表明 cAMP 是 exendin-4 抗肿瘤活性的主要调节因子，提示 GLP-1 是一种有效的 cAMP 诱导剂和乳腺癌细胞增殖抑制剂。

七、胰岛素及胰岛素样生长因子与乳腺癌

胰岛素样生长因子-1（IGF-1）于 1957 年由 Alman 和 Daughaday 发现，由 12 号染色体上的基因编码，是含有 70 个氨基酸的碱性单链多肽类细胞增殖调控生长因子，由于其结构和功能均类似胰岛素，所以被命名为胰岛素样生长因子。IGF-1 主要由肝脏、脂肪、骨髓、脑等器官组织合成并分泌，生长激素、胰岛素和营养状况均能影响 IGF-1 在肝脏的合成。IGF-1 受体（IGF-1R）为跨膜蛋白，由两个 α 和两个 β 亚基组成，配体结合胞外的 α 亚基，β 亚基富含酪氨酸激酶，为 IGF-1R 的跨膜结构。配体 IGF-1 与 IGF-1R 的胞外 α 亚基结合后，引起跨膜 IGF-1R 的 β 亚基结构改变，激活酪氨酸激酶，使下游底物发生一系列磷酸化作用，通过 RAS-RAF-MAPK 和 PI3K-AKT-mTOR 途径触发细胞内信号转导的级联，从而促进细胞存活和增殖。

IGF 能够促进各种细胞的增殖与分化。动物实验证实，缺少 IGF-1 的雌鼠，即使有充足的雌激素仍然不能启动乳腺发育，所以 IGF-1 在乳腺发育中有重要作用。但是过多的生长激素和 IGF-1 可导致乳腺增生。动物实验也发现，IGF-1 的过表达促进了乳腺癌的发生，而 IGF-1 缺陷的小鼠乳腺癌发生风险降低。还有临床研究发现，血清中 IGF-1 水平的升高与乳腺癌的发病风险增加密切相关。有研究数据提示，IGF-1 水平升高可以发生于早期乳腺癌患者，并与乳腺癌表型相关。在腋窝淋巴结转移的乳腺癌患者中，IGF-1 水平明显高于无淋巴结转移者。有研究显示，IGF-1 可以与雌激素相互影响，共同促进乳腺癌的发生。胰岛素及 IGF 信号通路在肿瘤细胞增殖、侵袭中的作用已被公认，已有较多临床药物研究拟通过该通路治疗或控制肿瘤，包括降低配体活性、针对性地抑制受体和下游信号通路三个环节。

（卢林捷　马晨煜　涂江渝）

参 考 文 献

李矿发，庞雪利，黄云秀，等，2015. 瘦素对乳腺癌 MCF-7 细胞增殖和凋亡的影响及其作用机制. 吉林大学学报：医学版，41（1）：6-10.

周云丽，2014. P 物质及其受体在乳腺癌中的表达和临床意义. 中华微生物学和免疫学杂志，34（11）：7-11.

Bigioni M, Benzo A, Irrissuto C, et al, 2005. Role of NK-1 and NK-2 tachykinin receptor antagonism on the growth of human breast carcinoma cell line MDA-MB-231. Anticancer Drugs, 16（10）: 1083-1089.

Costa-Silva DR, Barros-Oliveira MDC, Silva BBD, 2021. Systematic review of insulin-like growth factor 1 gene expression in women with breast cancer. Rev Assoc Med Bras, 67（9）: 1372-1376.

Dolan JT, Miltenburg DM, Granchi TS, et al, 2001. Treatment of metastatic breast cancer with somatostatin analogues—a Meta-analysis. Ann Surg Oncol, 8（3）: 227-233.

Fang H, Judd RL, 2018. Adiponectin regulation and function. Compr Physiol, 8（3）: 1031-1063.

Gribble FM, Reimann F, 2021. Metabolic messengers: glucagon-like peptide 1. Nat Metab, 3（2）: 142-148.

Guo S, Liu M, Wang G, et al, 2012. Oncogenic role and therapeutic target of leptin signaling in breast cancer and cancer stem cells. Biochim Biophys Acta, 1825（2）: 207-222.

Ligumsky H, Wolf I, Israeli S, et al, 2012. The peptide-hormone glucagon-like peptide-1 activates cAMP and inhibits growth of breast cancer cells. Breast Cancer Res Treat, 132（2）: 449-461.

Smith JP, Fonkoua LK, Moody TW, 2016. The role of gastrin and CCK receptors in pancreatic cancer and other malignancies. Int J Biol Sci, 12（3）: 283-291.

Sun L, Coy DH, 2016. Somatostatin and its analogs. Curr Drug Targets, 17（5）: 529-537.

Theodoropoulou M, Stalla GK, 2013. Somatostatin receptors: from signaling to clinical practice. Front Neuroendocrinol, 34（3）: 228-252.

Valdehita A, Carmena MJ, Collado B, et al, 2007. Vasoactive intestinal peptide（VIP）increases vascular endothelial growth factor（VEGF）expression and secretion in human breast cancer cells. Regul Pept, 144（1-3）: 101-108.

Watt HL, Kharmate G, Kumar U, 2008. Biology of somatostatin in breast cancer. Mol Cell Endocrinol, 286（1-2）: 251-261.

第三章　乳腺癌患者的胃镜检查

随着乳腺癌早期筛查的普及、综合治疗手段的提高，患者的生存期显著延长，因此也增加了罹患多种原发癌的可能性。有研究表明，原发性乳腺癌患者再次患恶性肿瘤的风险高于一般人群，与正常人相比，乳腺癌女性患第二原发癌的风险增加了 17%～20%。长期生存的乳腺癌患者有罹患胃癌和肠癌等消化系统原发癌的可能性。在亚洲地区，胃癌是消化道比较高发的肿瘤。有报道，乳腺癌胃转移的发生率为 0.1%～0.3%，但随着乳腺癌患者的预后逐渐改善及生存期不断延长，胃肠道转移的发生数量也会增多。当乳腺癌患者出现非特异性消化道症状时，应分析是药物导致的胃肠道反应，还是乳腺癌发生了胃转移，甚至患者又出现了原发性胃癌，此时应及早行胃镜检查明确诊断，以免延误治疗。

随着医疗技术的进步，电子胃镜不断向舒适、无痛、无创方向发展，由普通电子胃镜到无痛电子胃镜和胶囊电子内镜，其临床应用也由简单的观察、诊断发展到精确诊断与胃镜下微创治疗相结合，成为胃肠道疾病重要的诊疗手段。临床可根据乳腺癌患者的实际病情及个体情况，选择最适合的胃镜检查方法，在诊疗疾病的同时，努力减轻患者痛苦。

一、普通电子胃镜检查术

（一）适应证和禁忌证

1. 适应证　①乳腺癌患者伴上消化道不适（包括食欲减退、上腹不适或胀痛、胃灼热和反酸、吞咽不适、哽噎、嗳气、呃逆）及不明原因的体重下降，疑有上消化道肿瘤；②乳腺癌患者化疗期间有明显消化道症状，化疗结束后症状持续不缓解；③乳腺癌患者有慢性胃溃疡、萎缩性胃炎、胃息肉等需要通过内镜进行诊疗或随访观察；④乳腺癌患者行胃手术后及药物治疗前后需要对比观察。

2. 禁忌证　普通胃镜检查有一定的痛苦，对咽喉等组织刺激性大，检查中患者易出现咽喉部不适、恶心、呕吐及血压升高、心率增快，个别甚至导致心肌梗死等。因此，有下列情况的乳腺癌患者不宜行胃镜检查：①年老体弱或患有严重心、肺疾病不能耐受检查者；②各种原因所致休克、昏迷等危重状态；③急性食管、胃、十二指肠穿孔，侵蚀性食管炎和胃损伤急性期患者；④神志不清、精神失常不能配合检查者；⑤妊娠期乳腺癌患者慎用。

（二）注意事项

1. 术前准备及注意事项　①患者检查前 8h 禁食；重症及体质虚弱者检查前可静脉注射高渗葡萄糖液；幽门梗阻者在检查前 2～3 天进流质饮食，检查前一晚应充分洗胃，直到冲洗液清澈为止；曾做过 X 线胃肠钡剂造影者，3 天内尚有钡剂残留，不宜做胃镜检查。②检查当天除治疗高血压、脑梗死、心脏病等的药物可服用外，其他药物暂停服用。如果检查中需做活检，或患者有凝血功能障碍，术前 1 周避免使用阿司匹林、布洛芬、氯吡格雷或其他抗凝、抗血小板药。③向患者仔细介绍检查的目的及配合的方法，使其消除紧张情绪并主动配合。④仔细询问病史，如有无青光眼、高血压、心律失常、前列腺肥大，是否装有心脏起搏器、有无胃肠道传染病等，以排除检查禁忌证。⑤检测乙、丙型肝炎病毒标志物，对阳性者用专门胃镜检查。⑥若患者有活动的义齿须取出，以免误入食管或气管；检查前一天应停止吸烟、饮酒，以免因咳嗽影响插镜，还可减少胃酸分泌，便于术中观察。⑦术前给药：术前 10～15min 将 20～30ml 去甲基硅油加入 4 倍水稀释后口服，去除胃内气泡及黏液，提高胃镜视野清晰度；术前 10～15min 给予 4% 的盐酸利多卡因胶浆 5～10ml，在咽喉深部含服 5min，然后缓慢咽下，可麻醉咽喉黏膜，降低咽部黏膜反应，防止恶心、呕吐；对精神紧张的患者，可给予地西泮 5～10mg 肌内注射或静脉注射以减轻紧张情绪；为抑制胃和食管蠕动及胃液唾液分泌，可在术前 0.5h 给予山莨菪碱 10mg 或阿托品 0.5mg 静脉注射，但冠脉缺血、青光眼、前列腺肥大者禁用阿托品或山莨菪碱，宜选用高血糖素，以免诱发心绞痛、眼压增高和排尿困难。

2. 术中注意事项　①患者体位：通常取左侧卧位，双腿屈曲，头垫低枕，使颈部松弛，松开领口及腰带。患者口边置弯盘，嘱其咬紧牙垫，下颌微抬。此时患者的口、咽、食管入口处于同一水平直线，易于插镜。②如患者出现恶心不适，应及时解释，并嘱其用鼻深呼吸，放松肌肉。如遇插镜困难或患者诉明显疼痛，可能是因未对准食管入口或食管入口处的环咽肌痉挛所致，或是镜头在咽喉部打弯，此时切不可用力，必要时可在镇静药物的辅助下再次试插。如果插镜过程中患者出现明显呛咳，说明进入了气管，应立即将内镜退出，重新进镜。插镜及检查过程中应密切观察患者面色、脉搏、呼吸及血压等改变。由于插镜刺激迷走神经及低氧血症，个别患者可能发生心搏骤停、心肌梗死、心绞痛等，一旦发现应立即停止检查并积极抢救。③检查完毕退出内镜时应尽量抽气，以防止患者腹胀，并手持纱布将镜身外黏附的黏液、血迹擦净。

3. 术后注意事项　①检查结束后需再次监测脉搏、血压。确认有无术前用药不良反应。②术后 0.5h 内，因咽喉部麻醉作用尚未消退，其间不要吞咽唾液，更不可饮水进食，以免误入气管引起呛咳或发生吸入性肺炎。麻醉作用消失后，可先饮少量水，如无呛咳可进流质或半流质，次日正常饮食。行活检的患者术后 1 周内应进温凉饮食，忌食生、冷、硬和有刺激性的食物。禁止吸烟、饮酒、喝浓茶和咖啡，以免诱发活检创面出血。③若出现腹痛、腹胀，可轻轻按摩，促进排气。检查后数天内应密切观察有无消化道穿孔、出血、黑便、感染等并发症，一旦发生应及时到医院就诊。

二、无痛电子胃镜检查术

无痛电子胃镜检查术是在普通电子胃镜检查前，先静脉注射适量短效麻醉剂，使受检者在清醒镇静或浅睡状态下完成检查，整个过程无痛苦、创伤小、时间短。相比普通电子胃镜，无痛胃镜能更好地观察病变、取活检，还能对消化道出血、息肉、溃疡、狭窄等疾病进行微创治疗，让患者免于常规开腹手术。

（一）适应证和禁忌证

1. 适应证　①上消化道疑有病变但恐惧普通胃镜检查，或因剧烈呕吐等原因难以完成普通胃镜检查的乳腺癌患者；②乳腺癌患者伴随其他疾病不宜行普通胃镜，而病情又必须做胃镜检查，如伴有高血压、轻度冠心病、陈旧性心肌梗死、有癫痫病史，以及有精神病等不能合作；③乳腺癌患者有食管或胃十二指肠溃疡，或有消化道恶性肿瘤家族史需要定期随访；④需要在无痛胃镜下完成相关治疗的乳腺癌患者；⑤没有无痛胃镜检查禁忌、无消化道症状，需定期体检的乳腺癌患者。

2. 禁忌证　①同普通胃镜检查禁忌证（见前文）；②有药物过敏史，特别是对丙泊酚、布托啡诺、苯二氮䓬类等镇静麻醉药物有过敏史的乳腺癌患者；③妊娠及哺乳期乳腺癌患者；④存在易引起窒息的疾病，如支气管炎伴痰多、胃潴留、急性上消化道大出血致胃内容物较多的乳腺癌患者；⑤严重鼾症、过度肥胖、心动过缓及化疗期间频繁呕吐的乳腺癌患者。

（二）注意事项

1. 术前注意事项　同普通胃镜检查，此外还应注意：①详细询问患者是否有麻醉药物和镇静药物过敏史；②向患者仔细介绍无痛胃镜检查的方法及注意事项，消除患者紧张情绪并主动配合；③患者应有家属陪同。

2. 术中注意事项　①用物准备：除准备普通胃镜用物外，应增加麻醉机、多功能监护仪、吸引器、气管插管器械、吸氧装置等；药物应准备异丙酚、芬太尼、盐酸肾上腺素、阿托品、0.9%氯化钠注射液、地塞米松、麻黄碱、多巴胺等，以便必要时进行麻醉或抢救。②按普通胃镜操作摆好体位，取左侧卧位，下肢微屈，松开腰带及衣领，取下活动义齿，放置并固定牙垫。③双鼻导管吸氧 2～4L/min，安置多功能监护仪，监测患者血压、心率、心电图、呼吸及血氧饱和度。④建立有效静脉通道，缓慢而均匀地推注异丙酚 1～2.5mg/kg，注药速度为 40～60mg/min，检查中如果患者有干呕、躁动表现或者操作时间过长，可加注异丙酚10～20mg。⑤密切观察药物起效时间，当患者不能应答、睫毛反射和吞咽动作消失及全身肌肉松弛时，即可开始进镜检查。⑥及时清除口腔分泌物，保持呼吸道通畅，密切观察患者反应及生命体征，如有不良反应要及时处理。⑦术中不良反应及处理：a.血氧饱和度下降，是最常见的并发症，术中出现一过性低氧血症，多与患者精神紧张、憋气、胃镜压迫气管或检查中使用异丙酚等静脉麻醉药物有关。轻者可用单手托举下颌，同时予面罩吸氧及人工辅助呼吸，一般数秒后血氧饱和度可恢复正常；若血氧饱和度低于 85%、气道阻塞持续延长 30s、血压持续降低，则需要暂停操作并寻找原因，必要时予面罩加压给氧或气管插管正压通气。b.血压下降，由异丙酚对心肌的抑制作用及对外周血管的扩张作用引起，此时经静脉注射麻黄碱 5～15mg，或给予多巴胺 20mg 静脉注射，即可恢复正常血压。c.心律失常，包括窦性心动过缓或窦性心动过速、室性期前收缩等，易发生在老年患者，这与丙泊酚不同程度抑制心脏和扩张血管有关，一般可在数分钟后自行恢复。如心率＜60 次/分，应立即静脉注射阿托品 0.25～0.5mg，无效时可追加注射 1 次；发生心动过速一般为麻醉药剂量不足所致，如心率＞100 次/分，可加用异丙酚 10～20mg；出现频发室性期前收缩者可给予利多卡因 50mg 静脉注射。d.反流误吸，这是无痛胃镜检查中最严重的不良反应，一旦发生应立即停止检查，迅速将患者头偏向一侧，及时吸引分泌物及呕吐物，经静脉注射地塞米松 10mg，同时静脉注射抗生素，必要时行气管插管，上呼吸机，防止发生吸入性肺炎和窒息。e.舌后坠，异丙酚有松弛下颌的作用，可使舌根下坠导致患者呼吸不畅，也使操作者难以入镜，可以采用双手托举患者下颌角并用胃镜前端压住舌根的方法，改善呼吸不畅，并顺利进镜。f.癫痫样运动，常表现为惊厥和角弓反张，这类患者一般既往有癔症史，考虑与丙泊酚的不良反应有一定的关系，无须特殊处理，持续数秒后多自行好转。g.呛咳和躁动，当胃镜进入咽喉部时，部分患者会出现呛咳及躁动，此时追加丙泊酚 10～20mg，可使操作顺利进行。h.呃逆，其发生与胃镜到达贲门口进入胃底时刺激膈肌有关，一般 1～3min 后自动消失，若仍未缓解，可追加丙泊酚 10～20mg，呃逆即可好转。

3. 术后注意事项　①术后应在检查室观察 30min，并监测血压、心率、血氧饱和度及意识情况。坐起时应注意有无头晕、四肢无力等症状，防止跌倒等意外发生。在确认可正常站立、步态稳健、定向力好，无眩晕、呕吐等不适后，方可离开。②术后 3h 内需家属陪护在旁，并告知其注意事项，如有不适，立即告知医护人员。③注意休息，术后当天避免骑车或驾驶机动车，不可从事高空作业或操作重型机器等危险工作，以免发生意外。④术后当天以流质、半流质饮食为宜，行活检者应进温凉饮食。术后 3 天内忌进硬、粗、酸、辣食物，忌饮含酒精饮料、浓茶、咖啡等。⑤如出现腹痛、呕吐、腹壁紧张等症状需及时来院。

三、胶囊电子胃镜检查术

胶囊电子胃镜全称智能胶囊消化道内镜系统，又称医用无线内镜。胶囊胃镜的作用原理是，受检者通过口服内置摄像与信号传输装置的智能胶囊，借助消化道蠕动使之在消化道内下行并连续拍摄图像，医生利用体外图像记录仪和影像工作站收集信息，了解受检者整个消化道的情况，最后进行图像分析并对病情做出诊断。胶囊胃镜的问世填补了小肠可视性检查的空白，为消化道无创检查带来新的革命。胶囊内镜具有安全舒适、无创伤、无导线、无须麻醉、无交叉感染、可多次检查、检查过程可进食及自由活动、不影响受检者的正常生活与工作等优点，扩展了消化道检查的新视野，弥补了传统插入式内镜的诸多缺陷。

（一）适应证和禁忌证

1. 适应证 ①原因不明的消化道出血；②其他检查提示的小肠影像学异常；③无法解释的腹痛、腹泻，疑有小肠器质性病变；④各种炎症性肠病，如克罗恩病，不含肠梗阻及肠狭窄者；⑤疑有小肠肿瘤、多发性息肉，原因不明的缺铁性贫血；⑥小肠吸收不良综合征。

2. 禁忌证 ①无手术条件者或拒绝接受任何外科手术者（一旦胶囊滞留无法通过手术取出）；②经检查证实或怀疑有消化道畸形、胃肠道梗阻，以及消化道穿孔、狭窄或瘘管者；③严重消化道动力障碍者，包括未经治疗的贲门失弛缓症和胃轻瘫；④体内植入心脏起搏器或其他电子医学仪器者；⑤有严重吞咽困难和严重咽喉炎者；⑥妊娠期乳腺癌患者。

（二）注意事项

1. 术前注意事项 ①询问病史了解有无消化道畸形、胃肠道梗阻，以及消化道穿孔、狭窄或瘘管等检查禁忌证；②向受检者讲解胶囊内镜的构造和应用原理、检查步骤、检查目的及配合方法，可能出现的不适及应对措施，以消除其紧张、焦虑、恐惧心理；③患者检查前 3 天不要做钡剂或钡灌肠检查，以免钡剂残留影响检查结果；④检查前一晚 8 点后禁食，禁止饮用任何有颜色的液体，如茶、牛奶、咖啡等。检查当天晨起可饮用适量清水，进行初步的胃腔冲洗，发生低血糖者可饮用少量无色透明的白糖水。如需同时行小肠检查，检查前一天需进无渣饮食，同时于晚 8 点行肠道准备：复方聚乙二醇电解质散 2 袋兑温水 2000ml，兑匀后在 2h 内饮用完毕。然后将两瓶二甲硅油乳剂加 100ml 温水送服；腹部体毛较多者需备皮，检查当天着宽松的衣物，以方便穿戴背心记录仪。

2. 术中注意事项 ①患者穿戴背心记录仪后平卧于检查床，检查和调整天线单元位置，开启胶囊，查看胶囊参数，胶囊内镜大小为 27.0mm×11.8mm，拍摄视角 140°，拍摄帧频 0.5～2.0 帧/秒，确定胶囊工作正常后，受检者取左侧卧位饮用 50～100ml 水吞服胶囊，则可随胶囊下行依次检查消化道各个部位。②检查结束后将记录仪记录的数据导入计算机工作站，进行下一步阅片及诊断。③检查期间，受检者可进行日常活动，但应避免剧烈运动、屈体、弯腰及可造成图像记录仪天线移动的活动，切勿撞击图像记录仪。避免受外力的干扰，不能接近任何强电磁波区域。④检查期间，每 15min 确认 1 次记录仪上指示灯是否闪烁或进行实时监视，如指示灯闪烁变慢或停止，应记录发生的时间，同时也需记录进食、饮水及感觉异常的时间。⑤术中患者如有腹痛、恶心、呕吐或低血糖等情况，应及时处理。

3. 术后注意事项 ①胶囊胃镜检查结束后即可正常饮食；②注意排便情况并确认胶囊是否排出，确认胶囊排出前忌做磁共振检查；③胶囊胃镜滞留：是较少见但较严重的并发症，一般胶囊内镜在胃肠道内 8～72h 后随粪便排出体外，但此时间因人而异，与受检者胃肠道蠕动功能强弱有关。若术后出现难以解释的腹痛、呕吐等肠道梗阻症状，或检查后 72h 仍不能确定胶囊内镜是否还在体内，应及时告知医生。必要时行 X 线检查，如果胶囊胃镜一直未排出，需要借助增强肠蠕动的药物、胃镜手术或外科手术取出胶囊胃镜。

（陈昆霞）

参 考 文 献

黄平，2020. 胃镜前口服用药的研究进展. 中国内镜杂志，26（6）：83-88.

霍慧，2016. 无痛胃镜检查术护理体会. 河南外科学杂志，22（3）：140-141.

李小桂，2019. 无痛胃镜检查的临床应用现状. 中外医学研究，17（3）：180-182.

陶云建，2015. 无痛胃镜在消化内科临床诊疗中的应用价值. 中外医学研究，13（33）：51-52.

田春阳，陈娅蓉，2011. 胃镜检查的并发症. 临床医学，31（7）：101-103.

王志勇，丁建平，2011. 消化系统疾病内镜诊治. 北京：人民军医出版社，5-6.

徐龙，王智昊，韩灵，等，2017. 28 万例无痛胃镜中不良事件的分析及防治. 中国老年学杂志，37（12）：2986-2987.

杨韵，王宁霞，2018. 合并第二原发癌的乳腺癌患者的病理特征及预后. 暨南大学学报，39（2）：127-130.

尤黎明，吴瑛，2017. 内科护理学. 第 6 版. 北京：人民卫生出版社，359.

于中麟，2018. 消化内镜诊断金标准与操作手册. 北京：科学出版社，11.

张亚辉，张丽艳，欧阳义，等，2018. 无痛胃镜下套扎术对肝硬化食管静脉曲张治疗的安全性研究. 中外医学研究，16（13）：18-20.

赵文浩，吕涵柠，张鑫宇，等，2020. 乳腺癌胃转移与原发性胃癌鉴别诊断的研究进展. 肿瘤学杂志，26（8）：669-673.

Molina-Montes E，2015. Risk of second cancers after a first primary breast cancer: a systematic review and meta-analysis. Gynecol Oncol，136（1）：158-171.

Rex DK，Adler SN，Aisenberg J，et al，2015. Accuracy of capsule colonoscopy in detecting colorectal polyps in a screening population. Gastroenterology，148（5）：948-957.

Van der Post RS，Bult P，Vogelaar IP，et al，2014. HNF4A immunohistochemistry facilitates distinction between primary and metastatic breast and gastric carcinoma. Virchows Arch，464（6）：673-679.

Wei JL，Jiang YZ，Shao ZM，2019. Survival and chemotherapy-related risk of second primary malignancy in breast cancer patients: a SEER-based study. Int J Clin Oncol，24（8）：934-940.

第四章 乳腺癌患者的结肠镜检查

一、乳腺癌患者行结肠镜检查的必要性

乳腺癌是女性最常见的恶性肿瘤，也是发生第二原发恶性肿瘤的一个危险因素，其中也包括结直肠癌。有报道乳腺癌生存者中结直肠癌的标准化发病率为1.59/10万，而部分携带 *BRCA1* 突变的患者其标准化发病率更是高达5倍，因此建议对携带 *BRCA1* 突变的女性应更早地开始进行结直肠癌筛查。有研究表明，乳腺癌 *BRCA1* 基因突变与结肠癌和其他消化系统恶性肿瘤如胃癌、胰腺癌的患病风险增加有关。有研究者通过荟萃分析得出，年龄在45~50岁的女性更容易患结直肠癌，并建议45岁以下被诊断为乳腺癌的女性应在50岁之前开始结直肠癌筛查。有研究者认为，乳腺癌同原发性结直肠癌发生有一定的关联，建议调整乳腺癌患者的结直肠癌筛查策略。

相反，一项基于英国全科医生研究数据库的回顾性队列研究，得出了既往诊断为乳腺癌的女性，患结直肠癌的风险不会增加的结论，建议这些女性可以遵循结直肠癌的平均风险筛查指南。另一项基于美国监测、流行病学和最终结果（SEER）数据库的研究显示，患乳腺癌的女性被诊断为结肠癌的可能性比普通女性人群低 5%[95%置信区间（CI）1%~9%]；患乳腺癌的女性被诊断为直肠癌的可能性比普通女性人群低13%（95%CI 6%~19%），认为患乳腺癌的女性并不存在继发结直肠癌的额外风险。有研究认为，患乳腺癌女性再患结直肠癌的风险甚至低于普通人群，可能原因：①激素替代疗法可以降低患结直肠癌的风险；②被诊断为乳腺癌后，患者倾向于向保护性生活方式转变，累积的保护性暴露将降低患其他癌症的风险；③部分患者可能因加强了癌症筛查，使结直肠息肉的发现及治疗比例增加，最终达到预防息肉进展为恶性肿瘤的结果。

基于以上争议，乳腺癌生存者进行结直肠癌筛查的适当时间尚未明确，有建议从40岁开始每5年接受一次结直肠癌筛查，效果较好的筛查手段之一是结肠镜检查。基于影像学检查在结直肠病变诊断中的局限性，结肠镜检查在乳腺癌患者胃肠道相关病变诊治中的重要性得到凸显。对于乳腺癌胃肠道转移病例，结肠镜检查可以进行明确诊断，有助于治疗方案的确定，进而改善乳腺癌患者发生结直肠转移后的生活质量，延长无病生存期及总生存期；结肠镜检查对原发性结直肠癌的检出同样有较高的敏感性及特异性，具有活检诊断和治疗的双重功能，是结直肠癌筛查的金标准，在乳腺癌患者原发性结直肠病变的诊治中依然具有重要地位。总之，乳腺癌患者行结肠镜检查的重要性是显而易见的。

二、乳腺癌患者行结肠镜检查的安全性

由于内镜学的发展，结肠镜等消化内镜逐渐在胃肠道疾病诊治中发挥更大的作用，并发症事件可能会增加。肠镜检查中常见的并发症，包括腹痛或腹部不适；心肺脑并发症如低氧血症、低血压、心肌梗死、脑卒中等；肠穿孔；出血；感染；息肉切除术后电凝综合征；其他罕见并发症如脾破裂、腹腔出血、急性阑尾炎、皮下气肿或由药物冲洗所致的化学性结肠炎等。严重的并发症可能导致死亡。一项发表在《北美胃肠内镜临床》（*Gastrointest Endosc Clin N Am*）杂志上的综述纳入了 371 099 例接受结肠镜检查的患者，其中有 128 例死亡，未加权合并死亡率为 0.03%，可见结肠镜检查相关的死亡事件极少见。同样，《中国结直肠癌筛查与早诊早治指南（2020，北京）》在安全性上也给出了相关数据。指南所纳入的病例研究结果表明，结肠镜筛查导致出血的发生率为 22.44/10 000[95%CI（19.30～26.34）/10 000]；结肠镜筛查导致穿孔的发生率为 6.43/10 000[95%CI（5.30～7.79）/10 000]；由结肠镜筛查并发症导致死亡的发生率为 0.83/10 000[95%CI（0.45～1.56）/10 000]。

为降低结肠镜检查的风险，将并发症或相关不良事件的发生率降至最低，内镜医生应了解结肠镜各种潜在的并发症及其发生率、与并发症发生相关的风险因素，做好应对可能出现的任何不良事件的准备，充分进行检查前评估，同时一旦发生并发症，能够早期识别并及时干预。总之，结肠镜检查安全性较高。

三、乳腺癌患者结肠镜筛查周期

目前国内外学术团体所制定的结直肠癌筛查指南或专家共识多推荐每 10 年进行一次结肠镜检查。例如，美国预防服务工作组比较了 14 种不同筛查起止年龄和筛查间隔的结肠镜筛查策略效果，结果显示，50～75 岁人群中开展每 10 年一次的结肠镜筛查是最有效的筛查策略。一项于 2019 年发表的荟萃分析共纳入 22 项队列研究、5 项横断面研究及 1 项病例对照研究，结果表明当初次结肠镜筛查为阴性时，此后 1～5 年、5～10 年及 10 年以上新发结直肠肿瘤的检出率分别为 20.7%（95%CI 15.8%～25.5%）、23.0%（95%CI 18.0%～28.0%）和 21.9%（95%CI 14.9%～29.0%）；新发进展期结直肠肿瘤的检出率分别为 2.8%（95%CI 2.0%～3.7%）、3.2%（95%CI 2.2%～4.1%）和 7.0%（95%CI 5.3%～8.7%）。以上研究结果支持对于 50 岁以上普通人群应每 10 年进行一次结肠镜筛查的建议。

对于乳腺癌患者，前文已讨论过乳腺癌患者具有结直肠转移的风险，以及乳腺癌同结直肠癌发病的相关性，其结肠镜筛查周期应根据当前循证医学证据进行调整。

（1）对于男性乳腺癌患者及未携带 *BRCA1* 基因突变的女性患者，推荐遵循《中国结直肠癌筛查与早诊早治指南（2020，北京）》所建议的在 50 岁之后每 5～10 年

进行一次结肠镜检查。

（2）携带 *BRCA1* 基因突变的＜50 岁的女性乳腺癌患者，应告知患早发性结直肠癌的风险增加，并在 40～50 岁每 3～5 年进行一次结肠镜检查，此后遵循上述指南建议，每 5～10 年进行一次结肠镜检查。

（3）携带 *BRCA1* 基因突变的≥50 岁的女性乳腺癌患者，推荐每 5～10 年进行一次结肠镜检查。

（帖红涛 佘睿灵）

参 考 文 献

陈万青, 李霓, 兰平, 等. 2021. 中国结直肠癌筛查与早诊早治指南（2020, 北京）. 中国肿瘤, 30（1）: 1-28.

唐曦平, 陈金凤, 刘爱群, 等. 2022. 超声内镜在结直肠及周围病变评估中的临床应用分析. 世界华人消化杂志, 30（14）: 647-654.

ASGE Standards of Practice Committee, Fisher DA, Maple JT, et al, 2011. Complications of colonoscopy. Gastrointest Endosc, 74（4）: 745-752.

Galanopoulos M, Gkeros F, Liatsos C, et al, 2018. Secondary metastatic lesions to colon and rectum. Ann Gastroenterol, 31（3）: 282-287.

Grodstein F, Newcomb PA, Stampfer MJ, 1999. Postmenopausal hormone therapy and the risk of colorectal cancer: a review and meta-analysis. Am J Med, 106（5）: 574-582.

Gupta S, Lieberman D, Anderson JC, et al, 2020. recommendations for follow-up after colonoscopy and polypectomy: a consensus update by the US Multi-Society Task Force on colorectal cancer. Am J Gastroenterol, 115（3）: 415-434.

Hani MB, Attuwaybi B, Butler B, 2020. Breast cancer metastasis to the colon and rectum: review of current status on diagnosis and management. Int Surg, 104（12）: 508-513.

Ko CW, Dominitz JA, 2010. Complications of colonoscopy: magnitude and management. Gastrointest Endosc Clin N Am, 20（4）: 659-671.

Lai JH, Park G, Gerson LB, 2017. Association between breast cancer and the risk of colorectal cancer. Gastrointest Endosc, 86（3）: 429-441.

Lu Y, Segelman J, Nordgren A, et al, 2016. Increased risk of colorectal cancer in patients diagnosed with breast cancer in women. Cancer Epidemiol, 41（1）: 57-62.

Newschaffer CJ, Topham A, Herzberg T, et al, 2001. Risk of colorectal cancer after breast cancer. Lancet, 357（9259）: 837-840.

Pappo I, Stahl-Kent V, Sandbank J, et al, 2006. Gastrointestinal carcinomas occurring in breast cancer patients. Breast J, 12（5）: 437-441.

Phelan CM, Iqbal J, Lynch HT, et al, 2014. Incidence of colorectal cancer in BRCA1 and BRCA2 mutation carriers: results from a follow-up study. Br J Cancer, 110（2）: 530-534.

Sopik V, Phelan C, Cybulski C, et al, 2015. BRCA1 and BRCA2 mutations and the risk for colorectal cancer. Clin Genet, 87（5）: 411-418.

第五章 乳腺癌治疗期间口腔溃疡的诊治

乳腺癌治疗已取得显著进展，患者的预后有了明显改善。然而，肿瘤治疗引起的不良反应会对生活质量产生多种负面影响，其中口腔溃疡是常见的一种并发症。口腔溃疡是发生于口腔黏膜的溃疡性损伤病变，发病率为5%～60%，好发于年轻人，女性多于男性。口腔溃疡的发生与多种因素有关，如维生素缺乏、口腔微生物紊乱、免疫因素、精神压力、遗传因素和激素失调等，均会导致溃疡发生。口腔溃疡多发生于唇内侧、颊黏膜、上颌、软腭等部位，表现为单个或多个圆形或狭长带状溃烂，溃疡表面呈黄色或灰色假膜，中央稍凹陷，周围有红晕带。很多患者口腔溃疡反复发作，引起剧烈疼痛，无法进食、饮水，并发口臭、便秘、头痛、头晕、恶心、乏力、烦躁、发热、淋巴结肿大等症状和体征。此类溃疡周期为7天到数周，有一定的自限性。

世界卫生组织（WHO）按口腔溃疡严重程度将其分为5级：0级，口腔黏膜正常，无任何症状及表现；1级，口腔黏膜红、肿、痛，但无溃疡；2级，口腔黏膜多处小溃疡及白斑，仍可进食固体食物；3级，口腔黏膜出现融合性的大溃疡或白斑，仍可进流食；4级，口腔黏膜出现血性溃疡，无法进食。一般溃疡可自行愈合，而严重的口腔溃疡不仅影响患者的饮食和语言功能，还对免疫、营养、内分泌及精神等方面有影响，降低了患者的生活质量，导致免疫力和体重下降，还会干扰化疗或靶向药物的使用，甚至造成治疗中断，并令患者对肿瘤治疗产生恐惧心理。口腔溃疡是乳腺癌首次确诊时的常见伴随疾病，也是乳腺癌系统治疗后的常见并发症，故应加强防治。

一、病因

乳腺癌患者普遍存在维生素D缺乏，而维生素D缺乏与乳腺癌的风险增加有关，低维生素D状态也是乳腺癌发生和发展及预后不良的危险因素。而维生素D缺乏可能会诱发或加重顽固性口腔溃疡，规律补充维生素D后，部分口腔溃疡好转，维生素D在乳腺癌患者中具有抗炎和免疫调节作用。在乳腺癌患者的诊治中也应注意筛查25-羟维生素D等指标，并及时补充维生素D和钙剂。另外，除维生素D、钙、锌、维生素C、维生素B等多种微量元素缺乏外，乳腺癌放疗、化疗、靶向治疗及内分泌治疗等，均可引起口腔溃疡。

1. 化疗　乳腺癌是实体癌中化疗最有效的肿瘤之一，化疗在综合治疗中占有重要地位。化疗的副作用和并发症对患者的口腔健康和生活质量及治疗依从性有显著影响，其产生的严重不良反应涉及多方面，口腔并发症很常见，包括口腔/咽部黏膜炎、疼痛、口干燥症和龋齿，并且由于化疗诱导的免疫抑制，细菌、真菌和病毒机会性感染的风险增加。患者还会出现下颌骨坏死和牙周组织变化，包括牙龈炎、牙龈出血和牙周感染。

其中，口腔溃疡是化疗后常见的并发症之一，接受化疗者口腔黏膜炎的发生率为20%～70%。其症状通常在化疗开始后4～7天发生，在10～14天达到高峰，后续恢复需2～3周。Aydain等研究发现，化疗后常见的症状是口干，73.5%的患者发生口腔黏膜炎，89.4%的患者生活质量受到中至重度影响。因化疗药物的选择性较差，在杀伤癌细胞的同时对正常口腔黏膜细胞也有杀伤或抑制作用；化疗大量杀伤白细胞，使得中性粒细胞减少，免疫功能严重抑制，机体抵抗力减弱，加上患者食欲欠佳、进食少，口腔自洁能力下降，细菌容易侵入繁殖，增加口腔感染机会。口腔溃疡表现为进食疼痛，影响食欲，导致患者营养缺失，带来身体和精神上的痛苦，影响化疗的效果及生活质量，是最终治疗失败的重要原因之一。

2. 放疗　在乳腺癌综合治疗中也十分重要。大量临床资料证实，术后放疗可减少局部和区域淋巴结复发，提高乳腺癌患者的生存率。但放疗会损伤机体，因乳腺癌放疗区域离口咽部较近，常见放射性皮炎及口腔咽喉黏膜损伤。研究显示，放射线可破坏细胞DNA双链结构，造成细胞代谢紊乱，口腔、咽喉黏膜表面细胞受放射性损伤后，表皮细胞再生被抑制，唾液腺受损，腺体分泌减少，口腔微生态平衡失调，故放疗过程中可能会出现口腔溃疡、口干、张口困难等。同时，放疗抑制全身免疫系统，使机体抵抗力下降，更容易诱发口腔溃疡。由放疗引起的口腔溃疡发病率高，接受头颈部放疗的患者中发病率接近100%。放疗性溃疡的患者主要表现为口腔黏膜充血、红斑、水肿、糜烂及不同程度的溃疡等，患者往往感到口咽干燥、局部疼痛、吞咽不畅，少数还会有进食困难。检查口腔黏膜可见点状或片状溃疡及脓性分泌物。而在放疗完成2～4周后，受累的黏膜逐渐自行愈合。口腔黏膜损害程度与射线源、辐射剂量、曝光时间、照射方法及个体耐受性有关。

对此类口腔溃疡应以预防为主，采取有效预防措施。已出现口腔溃疡者，应积极治疗，促进溃疡愈合，减轻患者疼痛，增强其治疗信心，提高患者的生活质量。

3. 靶向治疗　乳腺癌患者常用的靶向药物及免疫治疗药物包括曲妥珠单抗、帕妥珠单抗、阿帕替尼、伊立替康等，其常见的毒性反应就是口腔溃疡，它们主要通过肿瘤细胞增殖过程中针对DNA修复途径的改变和免疫系统缺陷杀伤肿瘤细胞或抑制肿瘤细胞增殖，同时也杀伤正常细胞，如表皮生长因子受体抑制剂干扰了正常上皮细胞的组织修复及代谢，肿瘤血管生成抑制剂干扰了正常上皮的血管生成，而引起口腔黏膜受损，发生口腔溃疡。其病变常较弥散、范围较大且界限不清，覆盖着纤维蛋白、变性的白细胞和上皮碎片组成的假膜，且往往合并真菌感染，虽然口腔溃疡是自限性疾病，但病变过程可能非常痛苦，严重者将导致药物剂量调整或者中止治疗。

4. 内分泌治疗　是激素受体阳性乳腺癌重要的辅助治疗手段。雌激素是一种类固醇激素，是人体重要的甾体类激素，在体内由芳香化酶催化雄激素转化而产生。雌激素除了对女性生殖系统起作用外，对心血管系统、中枢神经系统、消化道系统等也有一定的保护作用，特别是对口腔黏膜损伤有良好的保护作用，在维持口腔健康方面十分重要。影响雌激素及其受体产生和（或）结合的药物也可能影响口腔的骨骼及软组织，绝经后妇女雌激素缺乏更容易导致牙齿和牙龈炎症、疼痛、出血，最终导致牙齿松动或缺失。乳腺癌患者行内分泌治疗时，常应用芳香化酶抑制剂（AI），该类药物可造成卵巢功能受损或抑制，使雌激素水平进一步下降，进而增加骨质疏松、口腔疾病的发生风险。为了减轻骨质流失，预防骨转移和高钙血症，治疗中需要使用唑来膦酸、地舒单抗等，然而长期使用此类药物后有颌骨坏死的风险，加剧口腔病变。国外研究显示，使用芳香化酶抑制剂或他莫昔芬后，常见的口腔健康问题有牙龈炎症、牙龈出血、口干和口腔组织烧灼感等。

由于肿瘤的原因，乳腺癌患者的抵抗力比正常人要弱，细菌容易侵入，若未注意口腔卫生，其内细菌迅速繁殖，将会引起局部炎症并形成溃疡。口腔溃疡的发生与焦虑抑郁情绪有一定的联系。患者长期处于紧张、情绪波动、精神压力大、睡眠质量下降的状态，会反射性引起消化液分泌减少，导致厌食和食欲减退，饮水较少会导致口腔自洁作用减弱，诱发口腔溃疡。

二、临床治疗和预防

乳腺癌首次确诊患者有较高比例的口腔溃疡病史，应仔细询问患者的既往史和用药史。部分患者与钙摄入不足和（或）维生素 D 缺乏/不足及锌、维生素 C 和维生素 B 等多种维生素与微量元素缺乏有关，应加强相关筛查与补充。乳腺癌抗肿瘤治疗引起的口腔溃疡，以对症治疗为主，如减轻疼痛，促使溃疡愈合，同时延长发病的间歇期，治疗方式取决于患者症状的严重程度、频率、溃疡大小和数量。对于此类口腔溃疡，建议养成以下健康的生活习惯，更快地促进疾病痊愈并预防溃疡的发生。

1. 注意口腔卫生　保持口腔清洁，坚持每天至少刷 2 次牙，进食后及时漱口，有效清除食物残渣及口腔病菌，以降低口腔溃疡发生率。可使用药物含漱液漱口，建议药液在口腔内停留 5～10min 再吐出。

2. 饮食调节　乳腺癌患者因放化疗发生口腔溃疡影响咀嚼和吞咽，从而影响营养摄入，应关注营养状况并改善饮食，注意戒烟、戒酒，避免进食粗糙、坚硬、尖锐、辛辣、酸性食物，减少对口腔黏膜的刺激和损伤，以免加重溃疡症状及扩大溃疡面。口腔溃疡发作期，注意补充水分，食用清淡且柔软的食物，摄取高蛋白、高维生素及含碳水化合物丰富的食物，吞咽困难者可进流质饮食。

3. 调整心态、规律作息　乳腺癌患者的情绪在治疗过程中可能会有波动，通常会担心手术是否成功、术后复发、体形不良改变等，容易产生负面情绪。治疗期间发生的口腔溃疡引起患者持续性口腔疼痛，影响进食，会导致患者不良心理反应加重，同时长期睡眠不足、劳累及精神压力过大是口腔溃疡反复发作的常见诱因。因此，患者可通过改善睡眠、释放压力、加强体育锻炼提高身体免疫力，从而减少口腔溃疡发生。医护人员要关心体贴患者，针对性地进行沟通及心理疏导。

4. 药物治疗　可根据口腔溃疡的严重程度合理选择用药，主要原则是控制口腔炎症，缓解疼痛，保护溃疡面并促进及早愈合；保持口腔清洁，防治多重感染；阻止黏膜炎症进展。药物包括麻醉镇痛药、非甾体抗炎药、创面保护及局部或全身应用糖皮质激素。局部药物治疗主要目的是镇痛消炎，加快口腔溃疡愈合。

（1）镇痛药物：如利多卡因凝胶、喷雾，苄达明含漱液等。研究显示，蒙脱石散联合碱性成纤维细胞生长因子糊剂能显著减轻溃疡疼痛，缩小溃疡面积，0.2%透明质酸局部应用可有效缓解溃疡疼痛，减少溃疡数量。但镇痛类药物仅限在疼痛剧烈、难以忍受、严重影响进食和生活质量时使用，防止造成依赖。

（2）抗菌消毒药物：如氯己定漱口水、0.1%高锰酸钾液及聚维酮碘溶液等。轻型患者可使用漱口水，漱口水可以直接作用在溃疡处，有很好的渗透性，并且可清除口腔内的细菌，防止口腔溃疡感染及溃疡面积扩大。西地碘含片、溶菌酶片等有抗菌、抗病毒作用和消肿止血作用。

（3）皮质类固醇：轻症口腔溃疡宜局部使用可溶性皮质类固醇药物，如含有地塞米松、氢化可的松的黏附片，醋酸地塞米松口腔贴片等。既有局部抗炎作用，又可在溃疡处形成物理屏障，有效避免牙齿、舌和口腔溃疡患处的接触，是目前公认治疗口腔溃疡效果较好的一类药物，可减轻症状，促进溃疡愈合。此类药物最好在早晚刷牙之后使用。

（4）局部抗炎制剂：如前列腺素凝胶等。较大范围的口腔溃疡可使用西瓜霜喷剂、重组牛成纤维细胞生长因子等，在用药后 0.5h 内，避免进食、饮水，使药物在患处充分发挥药效。同时可以服用一些中成药，局部用药可以部分缓解疼痛，但是维持时间较短。

对严重的复发性口腔溃疡患者或频繁发作的轻型患者，单纯的局部治疗并不能减少新溃疡的形成，应配合全身治疗，同时检查除外严重的维生素 D 缺乏及多维元素缺乏，积极补充维生素 D、钙剂和多维元素片。合理使用药物，如非甾体抗炎药布洛芬、双氯芬酸钠等。合并感染的患者应根据药物敏感试验合理选用抗生素，同时要重视防治厌氧菌感染，可联合应用广谱抗生素和替硝唑等。

随着乳腺癌生存率的提高，口腔健康状况等影响长期生活质量问题是乳腺癌护理和随访的重要组成部分，评估口腔健康是癌症患者口腔保健的一个重要方面。患者在治疗前应提高对口腔溃疡的认识，在治疗过程中要注意口腔卫生，调整饮食结构，更重要的是保持心情舒畅，可显著降低口腔溃疡发生率，改善口腔黏膜状况，增强战胜疾病的信心。

（梁馨予　母力元　孔令泉）

参 考 文 献

孔令泉，伍娟，田申，等，2020. 关注乳腺癌患者维生素 D 缺乏/不足及相关甲状旁腺功能亢进症的防治. 中华内分泌外科杂志，14（5）：353-357.

梁馨予，李姝，孔令泉，等，2021. 补充维生素 D 治愈维生素 D 缺乏致顽固性口腔溃疡二例. 中华内分泌外科杂志，15（4）：445-446.

刘明珠，韩非，2018. 肿瘤治疗相关口腔黏膜炎的研究进展. 中华放射肿瘤学杂志，27（9）：869-872.

吴桐，程斌，2022. 肿瘤放化疗性口腔黏膜炎的防与治. 中华口腔医学杂志，57（4）：436-440.

杨晓红，李艳玉，耿立荣，2015. 乳腺癌患者化疗致口腔溃疡的预防与治疗. 河北医药，37（12）：1894-1896.

中国临床肿瘤学会抗肿瘤药物安全管理专家委员会，中国临床肿瘤学会肿瘤支持与康复治疗专家委员会，2021. 抗肿瘤治疗引起急性口腔黏膜炎的诊断和防治专家共识. 临床肿瘤学杂志，26（5）：449-459.

中华口腔医学会口腔黏膜病专业委员会，中华口腔医学会中西医结合专业委员会，2012. 复发性阿弗他溃疡诊疗指南（试行）. 中华口腔医学杂志，7（47）：402-404.

中华医学会放射肿瘤治疗学分会，2019. 放射性口腔黏膜炎防治策略专家共识（2019）. 中华放射肿瘤学杂志，28（9）：641-647.

中华医学会外科学分会乳腺外科学组，2022. 中国浸润性乳腺癌诊治临床实践指南（2022版）. 中国实用外科杂志，42（2）：121-127.

Al-Ansari S, Zecha JA, Barasch A, et al, 2015. Oral Mucositis induced by anticancer therapies. Curr Oral Health Rep, 2（4）：202-211.

Arimidex, Tamoxifen, Alone or in Combination（ATAC）Trialists' Group, Forbes JF, Cuzick J, et al, 2008. Effect of anastrozole and tamoxifen as adjuvant treatment for early-stage breast cancer: 100-month analysis of the ATAC trial. Lancet Oncol, 9（1）：45-53.

Daugėlaitė G, Užkuraitytė K, Jagelavičienė E, et al, 2019. Prevention and treatment of chemotherapy and radiotherapy induced oral mucositis. Medicina（Kaunas）, 55（2）：25.

Dhesy-Thind S, Fletcher GG, Blanchette PS, et al, 2017. Use of adjuvant bisphosphonates and other bone-modifying agents in breast cancer: a cancer care ontario and American Society of Clinical Oncology clinical practice guideline. J Clin Oncol, 35（18）：2062-2081.

Hu K, Callen DF, Li J, et al, 2018. Circulating vitamin D and overall survival in breast cancer patients: a dose-response meta-analysis of cohort studies. Integr Cancer Ther, 17 (2): 217-225.

Mcguire DB, Correa MEP, Johnson J, et al, 2006. The role of basic oral care and good clinical practice principles in the management of oral mucositis. Support Care Cancer, 14 (6): 541-547.

Passos-Soares JS, Vianna MIP, Gomes-Filho IS, et al, 2017. Association between osteoporosis treatment and severe periodontitis in postmenopausal women. Menopause, 7 (24): 789-795.

Peterson DE, Boers-Doets CB, Bensadoun RJ, et al, 2015. Management of oral and gastrointestinal mucosal injury: ESMO Clinical Practice Guidelines for diagnosis, treatment, and follow-up. Ann Oncol, 26 (5): 139-151.

Sung H, Ferlay J, Siegel RL, et al, 2021. Global Cancer Statistics 2020: GLOBOCAN estimates of incidence and mortality worldwide for 36 cancers in 185 countries. CA Cancer J Clin, 71 (3): 209-249.

Valerie K, Yacoub A, Hagan MP, et al, 2007. Radiation-induced cell signaling: inside-out and outside-in. Mol Cancer Ther, 6 (3): 789-801.

Yüce UÖ, Yurtsever S, 2019. Effect of education about oral mucositis given to the cancer patients having chemotherapy on life quality. J Cancer Educ, 34 (1): 35-40.

第六章 乳腺癌治疗期间咽炎的诊治

咽炎为咽部黏膜、黏膜下及淋巴组织的炎症，主要表现为咽干、咽痛、咳嗽等症状，是门诊就诊者的常见原因。急性咽炎多为感染性咽炎，包括病毒和细菌感染。慢性咽炎主要由非感染性因素导致，常见病因主要有不合理饮食、变态反应、化疗和放疗损伤、心理压力、急性咽炎反复发作等。乳腺癌患者常用的治疗手段如化疗和放疗，会导致机体免疫力下降，加上心理压力等因素，可能发生咽炎。轻症慢性咽炎可能导致患者睡眠不佳、食欲减退等，而重症还会影响进食与呼吸，应予以重视。本章将探讨乳腺癌患者中咽炎的诊治。

一、病因

乳腺癌本身，化疗、放疗、内分泌治疗等综合治疗手段均可能引起患者免疫力降低，诱发急性咽炎。多数化疗药物会导致患者呕吐，胃内容物通过食管、咽反流，致使胃酸、胃蛋白酶等对咽喉部产生直接的刺激和损伤，诱发反流性慢性咽喉炎。有研究报道，乳腺癌患者锁骨上下区放疗会导致咽喉痛或吞咽困难。放射线可损伤口咽黏膜及唾液腺，抑制腺体分泌，使黏膜干燥，容易发生感染。另外，患者伴有的内分泌紊乱、自主神经失调及维生素缺乏等均可能导致慢性咽炎。

二、临床表现和诊断

80%的急性咽炎由病毒感染引起。特征性临床表现有咽喉痛、低热、鼻塞、打喷嚏、疲劳和咳嗽。声音嘶哑和口腔溃疡也提示可能为病毒感染。此病通常是自限性的，一般不需要特殊处理。成人 A 型链球菌（GAS）咽炎占急性咽炎的 5%～15%。GAS 咽炎的症状包括突然发作的咽喉痛、发热、扁桃体渗出物，但无典型的咳嗽等病毒感染症状。GAS 咽炎的诊断应通过快速抗原检测试验（RADT）和（或）细菌培养确定，仅凭临床特征难以区分 GAS 咽炎和病毒性咽炎。临床评分标准可帮助诊断。使用最广泛的是 Centor 标准，包括发热史、扁桃体渗出物、颈前淋巴结肿大、无咳嗽等指标。RADT 特异性较高，而且成人 GAS 咽炎的发病率较低，随后发生急性风湿热的风险也小，所以一般 RADT 阴性后不需要进行细菌培养。

慢性咽炎主要表现有咽腔干燥和发痒、刺激性咳嗽等症状。由于咽后壁常有黏稠分泌物刺激，多在晨起时出现较频繁的咳嗽，严重时可引起恶心。慢性咽炎无明确诊断标准，应注意排除鼻、咽、喉等部位的其他隐匿性疾病。

三、治疗

1. 一般处理　不要摄入刺激性食物，少食油炸食物、腌制品，以清淡易消化的饮食为宜，多食新鲜水果、蔬菜；避免吸烟（包括吸二手烟）；加强体育锻炼，缓解焦虑和紧张情绪，必要时可请心理科医生进行心理辅导。

2. 药物治疗　对于细菌性咽炎，青霉素或阿莫西林仍然是首选治疗药物。对青霉素过敏者可以考虑第一代头孢菌素、克林霉素、克拉霉素和阿奇霉素等药物。如有必要，可以考虑使用镇痛药/解热药（对乙酰氨基酚或非甾体抗炎药）作为辅助用药。不推荐使用皮质类固醇。局部常用复方硼砂溶液、呋喃西林液等，或含服喉片。

在乳腺癌化疗中呕吐严重患者，可以适当使用抑酸止吐药物等。研究发现，奥美拉唑联合多潘立酮治疗慢性咽炎的咽异感症，既能发挥质子泵抑制剂和促动力药对胃酸分泌的长效抑制作用，又能缓解反流液对咽喉部黏膜及食管的刺激。对于神经精神因素引起的慢性咽炎，除了进行心理疏导及健康宣教外，还可加用艾司唑仑，可有效改善睡眠，缓解焦虑。

（徐　周）

参 考 文 献

孔维佳，2005. 耳鼻咽喉头颈外科学. 北京：人民卫生出版社，213.

李安宙，2010. 联合应用吗丁啉治疗慢性咽炎咽异感证82例. 中医临床研究，2（24）：104-105.

蒙慧菊，梁逸，何月洁，等，2013. 慢性咽炎的治疗与预防研究进展. 中国临床新医学，6（12）：1221-1225.

温国云，2012. 慢性咽炎与胃食管反流关系的临床分析. 山西医药杂志，41（3）：279-280.

Fine AM，Nizet V，Mandl KD，2012. Large-scale validation of the Centor and McIsaac scores to predict group a streptococcal pharyngitis. Arch Intern Med，172（11）：847-852.

King KB，Nail LM，Kreamer K，et al，1985. Patients' descriptions of the experience of receiving radiation therapy. Oncol Nurs Forum，12（4）：55-61.

Shulman ST，Bisno AL，Clegg HW，et al，2012. Clinical practice guideline for the diagnosis and management of group A streptococcal pharyngitis：2012 update by the Infectious Diseases Society of America. Clin Infect Dis，55（10）：e86-e102.

Sykes EA，Wu V，Beyea MM，et al，2020. Pharyngitis：approach to diagnosis and treatment. Can Fam Physician，66（4）：251-257.

Uchiyama A，Taki Y，Niwa A，et al，2022. A case of pharyngolaryngitis requiring hospitalization during chemotherapy for breast cancer. Gan To Kagaku Ryoho，49（8）：883-885.

Wengström Y，Häggmark C，Strander H，et al，2000. Perceived symptoms and quality of life in women with breast cancer receiving radiation therapy. Eur J Oncol Nurs，4（2）：78-88；discussion 89-90.

第七章　乳腺癌治疗相关恶心呕吐的诊治

乳腺癌患者在接受化疗等过程中或因为疾病本身（如脑转移）常会出现恶心呕吐，剧烈的呕吐不仅会导致患者脱水、电解质紊乱、营养不良，还会给患者带来痛苦和精神压力，甚至导致其拒绝接受治疗。除化疗外，分子靶向药物、手术、放疗及镇痛药物的使用均可能引起不同程度的恶心呕吐。因此，积极预防和治疗相关恶心呕吐，不仅可以改善患者的生活质量，还可提高患者的依从性，以保证顺利完成治疗。

一、乳腺癌治疗药物所致恶心呕吐

（一）概述

乳腺癌治疗相关恶心呕吐最为常见的是化疗导致的恶心呕吐（chemotherapy induced nausea and vomiting，CINV），近年来，分子靶向药物、抗体偶联药物及免疫检查点抑制剂等在乳腺癌中的应用越来越多，这些药物也会引起不同程度的恶心呕吐。根据药物所导致呕吐的发生风险分为高度致吐药物（呕吐发生风险＞90%）、中度致吐药物（呕吐发生风险 30%～90%）、低度致吐药物（呕吐发生风险 10%～30%）和轻微致吐药物（呕吐发生风险＜10%）四类（表 7-1 和表 7-2），其中高度致吐药物仅见于静脉用药。本部分主要讨论 CINV 的机制及处理，其他药物治疗所致恶心呕吐机制及处理可参照 CINV。

表 7-1　乳腺癌常用静脉药物致吐风险分级

等级	药物
高度致吐（呕吐发生风险＞90%）	AC/EC 方案（含蒽环和环磷酰胺方案）
	多柔比星（≥60mg/m²）
	表柔比星（＞90mg/m²）
	卡铂 AUC≥4
	顺铂
	戈沙妥珠单抗
中度致吐（呕吐发生风险 30%～90%）	多柔比星（＜60mg/m²）
	表柔比星（≤90mg/m²）
	卡铂 AUC＜4
	环磷酰胺≤1500mg/m²
	德喜曲妥珠单抗（T-Dxd）

续表

等级	药物
低度致吐（呕吐发生风险 10%~30%）	艾立布林
	多西他赛
	紫杉醇、白蛋白结合型紫杉醇
	吉西他滨
	氟尿嘧啶
	脂质体多柔比星
	伊沙匹隆
	优替德隆
	恩美曲妥珠单抗（T-DM1）
轻微致吐（呕吐发生风险＜10%）	阿替利珠单抗
	贝伐珠单抗
	长春瑞滨
	曲妥珠单抗
	帕妥珠单抗
	帕博利珠单抗
	马吉妥昔单抗
	帕妥珠单抗/曲妥珠单抗透明质酸酶复合注射溶液

表 7-2　乳腺癌常用口服药物致吐风险分级

等级	药物
中度致吐（呕吐发生风险≥30%）	奥拉帕利
	环磷酰胺＞100mg/m²
	依托泊苷
低度-轻微致吐（呕吐发生风险＜30%）	阿贝西利
	吡咯替尼
	卡培他滨
	环磷酰胺＜100mg/m²
	甲氨蝶呤
	拉帕替尼
	奈拉替尼
	哌柏西利
	瑞博西尼
	他拉唑帕利
	图卡替尼
	依维莫司

（二）发病机制

CINV 的发病机制尚未明确，一般认为，位于延髓的外侧网状结构内的中枢模式发生器（central pattern generator，CPG；以前称为"呕吐中枢"）、第四脑室的孤束核（nucleus of solitary tract，NTS）和最后区（area postrema，AP）起着重要作用。CINV 产生的可能机制主要包括外周通路机制和中枢通路机制。外周通路机制为化疗药物刺激肠黏膜嗜铬细胞，释放 5-羟色胺（5-hydroxytryptamine，5-HT）和其他的神经活性物质，与 5-HT$_3$ 受体及其他受体结合，发出冲动传入 NTS 和 AP，投射到 CPG 引起呕吐，这是急性呕吐发生的关键机制。中枢通路机制主要是外周传入的冲动刺激 NTS 和 AP 释放 P 物质，与神经激肽-1（neurokinin-1，NK-1）受体结合作用于 CPG，导致呕吐的发生，该机制主要引起延迟性呕吐。另外，感觉和精神心理因素等刺激大脑皮层所致的呕吐则在预期性呕吐中起着重要作用。参与 CINV 发生的神经受体包括 5-HT、乙酰胆碱、多巴胺、NK-1、组胺及阿片类受体等。

（三）分类及影响因素

根据 CINV 发生的时间不同，分为急性、延迟性、预期性、暴发性和难治性5 类。

1. 急性 CINV　指在化疗药物使用后数分钟至数小时发生的恶心呕吐，通常在用药后 5～6h 达到高峰，24h 内可缓解。急性 CINV 主要由 5-HT 与 5-HT$_3$ 受体结合所介导。急性 CINV 程度最重，但持续时间短，一般经预防治疗后可控制。

2. 延迟性 CINV　指在化疗药物使用 24h 后发生的 CINV，48～72h 达到最强，可持续数天，一般不超过 1 周。乳腺癌化疗中常用的蒽环类药物、铂类和环磷酰胺均可引起延迟性 CINV。它主要由 P 物质与 NK-1 受体结合这一途径起主导作用，一般不如急性 CINV 重，但由于持续时间较长，会对患者的生活质量产生较大影响。

3. 预期性 CINV　指在既往接受化疗时曾发生恶心呕吐的患者，再次行化疗前就出现恶心呕吐。此类恶心呕吐为条件反射性，由精神心理因素引起，常以恶心为主，在既往化疗过程中恶心呕吐控制不佳的患者中较常见，年轻和女性患者更易发生。

4. 暴发性 CINV　指在预防性使用止吐药物后患者仍出现需要解救治疗的恶心呕吐。

5. 难治性 CINV　指既往化疗过程中，经过预防性和（或）解救性止吐治疗失败后，在后续化疗中仍然出现的恶心呕吐。

影响 CINV 发生最重要的因素是化疗药物的种类、剂量、给药方式等。患者因素也会增加 CINV 的发生风险，包括女性、年轻、饮酒史、有晕动病史、既往化疗发生呕吐等；另外，发生过化疗急性呕吐的患者发生延迟性呕吐的风险增加；既往化疗急性呕吐或延迟性呕吐控制不佳者也容易发生预期性呕吐。

（四）治疗

乳腺癌患者约 99%是女性，首次化疗常用方案多包含蒽环类药物，因此恶心呕吐的发生率很高，加之女性患者容易受到精神心理因素影响，如果首次化疗未能很好地控制恶心呕吐，则易导致预期性及难治性 CINV，因此预防和治疗 CINV 在乳腺癌患者化疗过程中十分重要。

1. 常用止吐药物　临床常用止吐药物包括 5-HT$_3$ 受体拮抗剂、NK-1 受体拮抗剂、多巴胺受体拮抗剂、精神类药物及皮质类固醇等。

5-HT$_3$ 受体广泛存在于中枢神经系统和胃肠道神经细胞，5-HT$_3$ 受体拮抗剂通过阻断 5-HT$_3$ 受体，抑制神经冲动传入呕吐中枢，达到抑制呕吐的作用。5-HT$_3$ 受体拮抗剂多用于预防和治疗急性 CINV，对放疗及多种原因引起的恶心呕吐也有效。常用的药物包括昂丹司琼、格拉司琼、托烷司琼和帕洛诺司琼等，其中帕洛诺司琼对延迟性 CINV 也有一定的疗效。

P 物质与 NK-1 受体结合所致呕吐，在急性和延迟性呕吐中起重要作用，尤其在铂类所致延迟性呕吐中。NK-1 受体拮抗剂阻断 P 物质的结合位点，与 5-HT$_3$ 拮抗剂和地塞米松等联合使用，可增加高致吐化疗药物引起的急性和延迟性 CINV 的疗效。目前临床常用的药物为阿瑞匹坦和福沙匹坦，另外还有复方制剂奈妥匹坦帕洛诺司琼胶囊等。

多巴胺受体拮抗剂主要通过阻断多巴胺 2（D$_2$）受体起到止吐作用。常用的多巴胺受体拮抗剂有甲氧氯普胺和多潘立酮。而精神类药物有噻嗪类药如氯丙嗪、丙氯拉嗪，丁酰苯类药如氟哌啶醇等也主要通过作用于中枢的多巴胺受体达到止吐效果。以上几类均有促进泌乳素分泌的作用，虽然其中部分药物有用于乳腺癌止吐的报道，但仍建议慎用。奥氮平可与多种参与 CINV 的受体包括 D$_2$ 受体、5-HT$_3$ 受体结合，达到止吐效果。苯二氮䓬类药物如劳拉西泮和阿普唑仑等也是通过作用于中枢达到镇静止吐的作用，单独使用效果不佳，一般需要与其他药物联合使用。劳拉西泮可用于预防各类急性和暴发性 CINV 的治疗，而阿普唑仑更多用于预期性 CINV 的治疗。

皮质类固醇类药物的止吐机制目前并不明确，可能与抑制炎症介质的释放有关，地塞米松是最常使用的长效糖皮质激素，对急性和延迟性 CINV 都有效，通常与其他止吐药物联合使用。

2. 不同类型 CINV 的处理　CINV 的处理原则是以预防为主，因此在化疗前要充分评估患者的呕吐风险，制定恰当的止吐方案，在化疗前预防性使用止吐药物，在化疗过程中根据不同致吐风险给予相应的药物，并注意患者化疗期间的饮食指导，同时不要忽视患者的心理精神等因素。

根据美国国家综合癌症网络（NCCN）指南和我国相关指南推荐，对于静脉用药，如为高致吐风险或者延迟性 CINV 为高风险的化疗方案，在化疗前及化疗过程中及化疗后 3 天联合使用 5-HT$_3$ 受体拮抗剂、地塞米松、NK-1 受体拮抗剂及奥氮平（三药或者四药联合）；使用中度致吐风险化疗药物时，建议 5-HT$_3$ 受体拮抗剂联合地塞米松，必要时使用 NK-1 受体拮抗剂或者奥氮平至化疗结束后 2 天；如使用低度致吐风险化疗药物，地塞米松或 5-HT$_3$ 受体拮抗剂单药即可，而使用极低致吐风险化疗药物时无须预防 CINV。针对中度致吐风险口服化疗药物，使用口服的 5-HT$_3$ 受体拮抗剂即可。

对于暴发性 CINV，应充分评估止吐治疗措施，予以足够液体输入，避免水电解质紊乱和酸碱失衡，调整止吐药物或者给药途径，如果效果仍不好，可加用劳拉西泮等苯二氮䓬类药物。

预期性 CINV 的发生风险可随化疗次数增加而增大，因此对于预期性 CINV 的预防尤为重要，在每次化疗过程中尽量预防急性和延迟性 CINV 的发生，同时积极处理暴发性 CINV。发生预期性 CINV 后治疗效果往往不佳，除常规止吐药物外，苯二氮䓬类药物如阿普唑仑和劳拉西泮可以明显减少预期性 CINV 的发生，另外心理治疗如催眠、系统脱敏等也有一定效果。

难治性 CINV 的治疗比较棘手，一般是调整止吐药物，加用一些精神类药物及心理治疗等，但效果多不理想。

3. 止吐药物的不良反应及处理　乳腺癌患者常用止吐药物的不良反应有便秘、腹胀和头痛等，主要由 5-HT$_3$ 受体拮抗剂所引起，对患者生活质量影响较大，需积极预防和处理。

使用 5-HT$_3$ 受体拮抗剂会减少肠道蠕动，加上患者在化疗过程中通常进食及活动较少，均易导致便秘。便秘重在预防，包括饮食调整，建议患者尽量进食，并多摄入富含膳食纤维的食物，增加饮水量；保持适当的活动如散步；按摩腹部也有些作用；另外，调整患者的焦虑情绪也很重要。对于既往化疗曾出现的便秘，可以预防性使用缓泻剂如番泻叶、麻仁丸、小剂量聚乙二醇、乳果糖等。虽然积极预防，但部分患者仍会发生便秘，可以采取上述措施予以处理，如果效果不佳，可以局部使用润滑剂，达到软化并促进大便排出的目的。

腹胀是 5-HT$_3$ 受体拮抗剂的另一常见不良反应，一般为轻度，无须特别处理，一些物理治疗如按摩可缓解腹胀。但如果腹胀明显，可采取禁食、胃肠减压、肛管排气等措施。另外，针灸、中药灌肠也可考虑使用。

头痛也是 5-HT$_3$ 受体拮抗剂的常见不良反应，程度多较轻，局部热敷、按摩等多可缓解。如果头痛明显，可考虑使用解热镇痛药物治疗。

二、放疗所致恶心呕吐

除化疗外,放疗也可导致恶心呕吐,即放疗所致恶心呕吐(radiotherapy induced nausea and vomiting,RINV),其程度与受照部位、体积、分割剂量、总剂量及患者自身因素有关。RINV 按照不同照射部位分为高度、中度、轻度和轻微致吐风险 4 类(表 7-3)。乳腺癌患者的术后辅助放疗属于轻微致吐风险,RINV 发生率较低,一般不需要预防性治疗,如果出现呕吐,予以口服 $5-HT_3$ 受体拮抗剂即可。而颅内转移患者接受颅脑放疗时,可由脑水肿引起颅内高压导致恶心呕吐,因此降低颅内压的处理是根本,如果积极使用脱水剂后,患者仍存在 RINV,可考虑使用 $5-HT_3$ 受体拮抗剂至放疗结束。另外,盆腔(下腹部)、椎体等照射均属于低度致吐风险,可酌情采用 $5-HT_3$ 行预防性或解救性治疗。当患者因转移病灶需要照射到上腹部时则属于中度致吐风险,建议在放疗前预防性使用 $5-HT_3$ 受体拮抗剂,并根据情况加用地塞米松治疗。

表 7-3　RINV 致吐风险

等级	放疗部位
高度致吐	全身
中度致吐	上腹部/全腹部、全脑、全脊髓
低度致吐	盆腔(下腹部)、头颅、头颈部、咽喉部
轻微致吐	四肢、乳腺

三、术后恶心呕吐

手术是乳腺癌治疗的重要手段,术后恶心呕吐(postoperative nausea and vomiting,PONV)是常见的不良反应,严重者不仅可导致水电解质紊乱,还可能引起吸入性肺炎、延长术后住院时间甚至增加死亡风险。影响 PONV 发生的因素包括麻醉因素、手术因素及患者因素三方面,其主要危险因素有女性、不吸烟、有晕动病或 PONV 病史和术后使用阿片类镇痛药物。简化的 Apfel 风险评分中具备其中任一种情况为 1 分,评分为 0~4 分的患者 PONV 的发生风险分别为 10%、20%、40%、60% 和 80%,将具有 0~1 项、2 项、3 项及以上危险因素的患者分别定义为低风险、中风险和高风险组。基于 Apfel 风险评分,乳腺癌患者发生 PONV 的风险较高,因此需积极预防和治疗。

预防 PONV 的金标准是术后 24h 无恶心呕吐,2020 年《术后恶心呕吐管理专家共识》建议对存在 1 个及以上危险因素的患者,推荐多模式预防,包括降低基础风险及药物治疗等。常用药物与 CINV 治疗药物类似,一般需要联合使用不同止吐机制的药物,包括 $5-HT_3$ 受体拮抗剂、糖皮质激素及 NK-1 受体拮抗剂等,单一药物增加剂量并不能提高疗效。按恶心呕吐的发生风险使用不同的药物，中度 PONV 风险可使用 1 种药物或联合使用 2 种药物，包括糖皮质激素联合 5-HT$_3$ 受体拮抗剂、NK-1 受体拮抗剂联合 5-HT$_3$ 受体拮抗剂或者 NK-1 受体拮抗剂联合糖皮质激素等；对高 PONV 风险患者，应使用致吐风险较小的麻醉药物和术后使用非甾体镇痛药，同时联合使用 2～3 种止吐药物。根据不同药物的起效时间合理给药，口服药物通常需在手术前使用，静脉用药在手术结束前，但地塞米松需要约 3h 才会起效，故也需在手术开始前使用，术后一般需要根据药物的持续作用时间继续给药，直到患者度过 PONV 时期，但不建议地塞米松术后重复给药。NK-1 受体拮抗剂阿瑞匹坦/福沙匹坦、第二代 5-HT$_3$ 受体拮抗剂帕洛诺司琼预防 PONV 的效果更好。

如果患者未预防性处理，出现 PONV 后可使用 5-HT$_3$ 受体拮抗剂治疗，如果患者在预防性用药后仍出现 PONV，则需更换其他机制的止吐药物。

四、阿片类药物所致恶心呕吐

阿片类药物除在术后镇痛中使用外，通常用于晚期患者复发转移灶引起的疼痛，合理使用阿片类药物镇痛可改善患者的生活质量。阿片类药物不良反应是影响应用的重要因素之一。阿片类药物通过激动阿片类受体（μ、δ 和 κ 受体）起到镇痛作用，而阿片类受体兴奋刺激 CPG 可以引起恶心呕吐，致其成为阿片类药物最常见的不良反应之一。此类恶心呕吐一般发生于治疗初期，与用药剂量呈正相关，随着用药时间延长可逐渐耐受，大多在 1 周内可缓解，积极预防和治疗阿片类药物所致恶心呕吐，可提高患者的依从性。

阿片类药物所致的恶心呕吐以预防为主，首先在使用阿片类药物时应从小剂量开始，合并使用非阿片类镇痛药物，在控制患者疼痛的前提下，减少阿片类药物的用量；其次注意预防阿片类药物另一常见不良反应——便秘，让患者保持大便通畅；此外，在使用阿片类药物第一周内预防性使用止吐药物，尤其是既往使用阿片类药物出现过恶心呕吐的患者。根据 NCCN 成人癌痛指南的推荐，5-HT$_3$ 受体拮抗剂、地塞米松及精神类药物都可酌情选择。便秘是 5-HT$_3$ 受体拮抗剂常见的不良反应，使用时可能加重阿片类药物本身所致的便秘，因此使用时要积极防治便秘。

在采用预防措施后，患者仍有恶心呕吐时，在排除其他原因后，可考虑更换另一种阿片类药物或改变给药途径（包括经皮肤、黏膜等）。如采取以上措施仍无法缓解症状，则需要考虑行神经阻滞等有创类措施以缓解疼痛或减少阿片类药物的用量。

（甘　露）

参 考 文 献

中国临床肿瘤学会（CSCO），2019. 抗肿瘤治疗相关恶心呕吐预防和治疗指南 2019. 北京：人民卫生出版社.

中华医学会麻醉学分会，2014. 术后恶心呕吐防治专家共识（2014）. 北京：人民卫生出版社.

Gan TJ，Belani KG，Bergese S，et al，2020. Fourth consensus guidelines for the management of postoperative nausea and vomiting. Anesth Analg，131（2）：411-448.

第八章　乳腺癌治疗期间腹泻的诊治

乳腺癌患者治疗期间常伴有腹泻。腹泻不仅会导致患者乏力、脱水、电解质紊乱、营养不良，严重时可导致患者恶病质甚至死亡。这会严重影响患者的生活质量，同时也给其带来精神上的压力，致其恐惧治疗，中断或拒绝治疗，使病情恶化。因此，积极预防和控制腹泻，不仅可改善患者生活质量，缓解其精神压力，还可提高其对治疗的依从性，有助于改善预后。

腹泻的临床表现主要是大便性状改变和次数增多。大便多为稀便、水样便、黏脓便或脓血便，严重时可能出现重度脱水或中毒症状。诊断乳腺癌治疗相关腹泻，需要排除或鉴别其他原因如肠道细菌或病毒感染、消化不良、服用高渗性药物等导致的腹泻。根据腹泻的次数、程度等有相应的分级，目前较常采用的分级标准是 2017 年发布的美国国立癌症研究所（National Cancer Institute，NCI）常见不良反应评定标准（Common Terminology Criteria for Adverse Events，CTCAE）5.0 版，具体分级见表 8-1。

表 8-1　CTCAE 腹泻分级标准

级别	分级标准
1 级	与基线相比大便次数增加，每天<4 次；造瘘口排出物轻度增加
2 级	与基线相比大便次数增加，每天 4~6 次；造瘘口排出物中度增加；日常生活中工具使用受限
3 级	与基线相比，大便次数增加，每天≥7 次；大便失禁，需住院治疗；与基线相比，造瘘口排出物重度增加，影响个人日常生活
4 级	危及生命，需要紧急治疗
5 级	死亡

化疗、靶向治疗及免疫检查点抑制剂治疗是常见的导致乳腺癌患者腹泻的治疗方式，但这三种治疗所致腹泻的机制、处理和预防方式又不尽相同。

一、化疗相关腹泻

化疗药物对肠黏膜细胞有直接的毒性，破坏及抑制黏膜细胞增殖，引起细胞坏死和肠壁广泛炎症，造成肠黏膜吸收和分泌平衡紊乱，导致肠黏膜分泌增加、吸收减少，形成腹泻，称为化疗相关腹泻（chemotherapy induced diarrhea, CTID）。CTID 出现在化疗中或化疗后，一般无明显腹痛或仅有轻微腹痛，腹泻的程度及持续时间与化疗药物的种类、剂量和使用时间有关。乳腺癌治疗中常用的氟尿嘧啶类、紫杉类和蒽环类药物均可引起腹泻。

出现 CTID 多为 1~2 级，不必停止化疗，予以对症治疗即可。临床多使用肠黏膜保护剂如蒙脱石散、谷氨酰胺等药物，减少肠黏膜分泌；尚可使用洛哌丁胺、颠茄酊、地芬诺酯等止泻剂；还可使用如双歧杆菌、芽孢杆菌等活菌制剂调节肠道菌群。饮食也需要调节，可少食多餐，减少或避免富含纤维素的蔬菜如芹菜等及乳制品、果汁的摄入，避免食用辛辣、生冷等对胃肠道有刺激性的食物。同时，需进行粪便检查了解有无感染发生，如果已有感染，需抗感染治疗。

对于 CTID 一般不推荐预防性使用止泻药物。如果正在服用抗便秘药物，则应考虑在化疗前停用。化疗中及化疗后减少乳制品、果汁和大量水果的摄入，可以用根茎类如土豆、红薯等代替富含纤维素的叶菜类，可以减少 CTID 的发生。

二、靶向治疗相关腹泻

乳腺癌靶向治疗药物较多，针对人表皮生长因子受体 2（human epidermal growth factor receptor 2，HER2）阳性乳腺癌的酪氨酸激酶抑制剂（tyrosine kinase inhibitor，TKI）和针对激素受体（hormone receptor，HR）阳性乳腺癌的 CDK4/6 抑制剂是引起腹泻的常见药物。

（一）TKI 相关腹泻

TKI 是治疗 HER2 阳性乳腺癌的有效靶向药物。目前，已在中国获批用于乳腺癌治疗的 TKI 药物有拉帕替尼、吡咯替尼和奈拉替尼。TKI 药物常见不良反应包括腹泻、药物性肝损伤、恶心呕吐、皮肤毒性、心脏毒性和口腔黏膜炎等。腹泻最为常见，3~4 级发生率较高，不少患者因此中断治疗或停药。积极有效管理 TKI 相关腹泻有助于减少药物减量或停药等情况，有利于提高患者治疗的依从性和疗效。

临床前研究显示，TKI 药物引发的腹泻原因复杂，尚不十分明确，可能的机制包括炎症、肠黏膜损伤、胆酸代谢障碍和肠道氯离子过度分泌（表皮生长因子受体对氯离子分泌的负调节被 TKI 破坏）。TKI 相关腹泻主要发生在用药早期（第 1 周至 1 个月内），1 个月后发生率大幅降低。半数以上患者≥3 级腹泻首次发生的时间在用药第 1~10 天，中位时间为第 2~5 天。随着治疗时间延长，发生率显著下降。目前国内批准上市的三种 TKI 中，奈拉替尼和吡咯替尼相关腹泻的发生率高于拉帕替尼。

患者在接受 TKI 治疗前，应了解其是否有胃肠道基础疾病和治疗前 6 周的排便情况，以及其他用药史，应注意避免与干扰 CYP3A4 的药物如克拉霉素、伏立康唑等同服，还要避免与干扰 CYP3A4 的食物如葡萄柚汁、西柚汁等同摄入。

　　主动性预防管理有助于降低 TKI 的腹泻反应。治疗期间应遵循低纤维素、低脂的饮食原则，以低脂的优质蛋白和低纤维素的谷类饮食为主。少食或禁食含乳糖的食物（如牛奶、酸奶、奶酪）及纤维含量高的食物（如芹菜、韭菜、全谷物、豆类）；尽量避免食用辛辣、刺激性食物，减少脂肪摄入；避免饮用含有咖啡因或酒精的饮品。鉴于奈拉替尼和吡咯替尼的高致泻率，目前已建议在治疗开始时即给予洛哌丁胺预防腹泻。若使用洛哌丁胺后仍有难以控制的腹泻，可考虑加用奥曲肽，或通过中断用药或减量来控制腹泻。TKI 剂量调整见表 8-2。

表 8-2　针对不良反应的 TKI 剂量调整　　　　　　　　（单位：mg/d）

	拉帕替尼剂量	奈拉替尼剂量	吡咯替尼剂量
推荐起始剂量	1250	240	400
第 1 次剂量	1000	200	320
第 2 次剂量	750	160	240
第 3 次剂量	750	120	240

　　若因未预防性使用洛哌丁胺而出现了腹泻，或即使预防性使用后仍有腹泻，则需要充分补水，记录出现腹泻的时间及持续情况、排便的次数及排便性状。出现 1～2 级腹泻且无其他并发症，可以继续服用 TKI 治疗，并使用洛哌丁胺止泻。洛哌丁胺从 4mg 开始，此后每次腹泻服用 2mg，每日最高剂量 16mg，直到腹泻停止达 12h。若按上述处理仍有 1 级腹泻且持续 1 周及以上，可考虑加用奥曲肽治疗；若仍有 2 级腹泻，需要暂停 TKI 治疗，洛哌丁胺效果不佳时可加用奥曲肽，待腹泻缓解≤1 级，以原剂量开始治疗。若出现 3 级及以上腹泻，则需要住院治疗并立即停用 TKI 药物。4 级腹泻则永久停用。初次发生 3 级腹泻，暂停 TKI 治疗及对症处理后缓解≤1 级，可以按原剂量再次治疗；若仍发生 3 级腹泻，暂停治疗待≤1 级后以低剂量重新开始治疗。

（二）CDK4/6 抑制剂相关腹泻

　　周期蛋白依赖性激酶（cyclin-dependent kinase，CDK）4/6 抑制剂为激素受体（HR）阳性 HER2 阴性乳腺癌患者的临床管理模式带来了革新。全球上市的CDK4/6 抑制剂包括哌柏西利、阿贝西利及瑞博西尼，我国自主研发的达尔西利也获批上市。CDK4/6 抑制剂分子靶向药物的应用改变了 HR 阳性 HER2 阴性晚期乳腺癌的临床实践模式，患者生存也获得突破性改善，逐渐成为一线标准治疗方案。随着这类药物的广泛使用，其不良反应也逐步受到临床的重视。四种CDK4/6 抑制剂均会引起腹泻，但发生率有所不同。阿贝西利相关腹泻最常见，3 级腹泻发生率为 9%，对晚期患者的生活质量有不良影响，可能引起依从性下降和停药率升高。对于胃肠功能欠佳的患者，建议优先选择其他 CDK4/6 抑制剂。动物实验显示，阿贝西利治疗后出现增生性肠病，其形态学特征是微绒毛严重丧失和肠上皮细胞空泡变性。阿贝西利作用位点较其他 CDK4/6 抑制剂相对广泛，其中涵盖 CDK9。CDK9 作为一种转录调节蛋白，可能介导了阿贝西利的肠道毒性。

　　CDK4/6 抑制剂相关腹泻的特点与 TKI 相似，大多发生在用药早期，随着治疗周期的延长，腹泻的发生率和严重程度显著降低。阿贝西利腹泻发生率在治疗的第 1 个月内最高，随后下降，治疗开始至首次发生腹泻的中位时间在第 6~8 天；2 级和 3 级腹泻持续的中位时间分别在第 9~12 天和第 6~8 天。目前尚不推荐对 CDK4/6 抑制剂进行预防性止泻，但如出现腹泻，洛哌丁胺是标准一线治疗，建议在首次出现稀便时就开始止泻治疗，并增加液体的摄入量。当患者停止腹泻 12h 后，应停用洛哌丁胺。

　　以阿贝西利为例，出现 1 级或 2 级腹泻不需要停药或减量，若 2 级腹泻在 24h 内没有降至 1 级及以下，需要暂停给药直至恢复，后续给药不需要降低剂量；但若出现多次 2 级腹泻，则需要考虑药物减量。对于 3~4 级及需要紧急住院治疗的患者，应立即停药直至恢复≤1 级，重新开始给药时应降低 1 个剂量水平。对于 CDK4/6 抑制剂相关腹泻，饮食上应充分补水，清淡饮食，以优质蛋白、低脂和低纤维的谷物饮食为主。避免食用高纤维、油腻、辛辣、过冷或过热的食物，与 TKI 相关腹泻饮食类似。CDK4/6 抑制剂剂量调整见表 8-3。

表 8-3　针对不良反应的 CDK4/6 抑制剂剂量调整

	哌柏西利（mg/d）	阿贝西利	瑞博西尼（mg/d）	达尔西利（mg/d）
推荐起始剂量	125	150mg，每日 2 次	600	150
第 1 次剂量	100	100mg，每日 2 次	400	125
第 2 次剂量	75	50mg，每日 2 次	200	100

三、免疫检查点抑制剂相关腹泻

　　免疫检查点抑制剂（immune checkpoint inhibitor，ICI）治疗也常被称为免疫治疗，是通过调动机体的免疫功能以杀伤肿瘤细胞。随着 ICI 在乳腺癌治疗领域获批适应证，可能会有越来越多的乳腺癌患者，特别是三阴性乳腺癌患者接受 ICI 治疗或参加相关临床试验。其不良反应也越来越受到关注。

　　ICI 相关腹泻是其消化道不良反应的表现之一，也是其常见的毒性之一。与化疗和靶向治疗相关腹泻出现的时间不同，ICI 相关腹泻通常在用药后 5 周左右出现，可能会合并腹痛、肠痉挛、里急后重、发热等，3~4 级腹泻是 ICI 治疗中断的常见原因之一。ICI 治疗后发生腹痛、腹泻等症状的患者需要警惕 ICI 相关腹泻的可能性。大多数患者的病变累及乙状结肠和直肠，累及上消化道罕见。持续的 2 级以上的腹泻需要行肠镜检查协助诊断，内镜下多表现为黏膜红斑、糜烂、溃疡。

在 ICI 治疗前需要详细了解患者的既往史和用药史，尤其是合并自身免疫性疾病、感染性疾病如艾滋病和肝炎等，以及是否长期使用激素治疗等。建议完善内分泌、心脏等基线检查，并且在治疗中及治疗后定期随访。一旦出现 ICI 相关不良反应，根据症状体征、实验室检查评估严重程度，按分级制定合适的治疗方案。

大部分 ICI 相关腹泻可以及时得到控制。口服补液治疗很重要。如为 1 级腹泻可继续 ICI 治疗，给予洛哌丁胺等药物止泻，同时行血常规、肝肾功能、电解质、甲状腺功能、粪便常规等检查，应避免高纤维素、高乳糖饮食。如为 2 级腹泻需要暂停 ICI 治疗并给予糖皮质激素，如果 3～5 天无改善，需要行肠镜检查并考虑英夫利西单抗治疗。若为 3～4 级腹泻需要停止 ICI 治疗，加大糖皮质激素剂量，根据治疗反应考虑英夫利西单抗、维多珠单抗等治疗。3 级腹泻缓解后可酌情考虑再次使用 ICI 治疗。

除了上述治疗所引起的腹泻，还有一些其他因素，如紧张、焦虑导致的胃肠自主神经功能紊乱而发生的腹泻。需要加强对患者进行心理疏导，缓解焦虑，帮助其积极面对疾病，接受规范的治疗。

（张 杰 甘 露）

参 考 文 献

国家肿瘤质控中心乳腺癌专家委员会，中国抗癌协会肿瘤药物临床研究专业委员会，2021. CDK4/6 抑制剂治疗激素受体阳性人表皮生长因子受体 2 阴性晚期乳腺癌的临床应用共识. 中华肿瘤杂志，43（4）：405-413.

王碧芸，葛睿，江泽飞，等，2020. 乳腺癌靶向人表皮生长因子受体 2 酪氨酸激酶抑制剂不良反应管理共识. 中华肿瘤杂志，42（10）：798-806.

Goetz MP, Martin M, Tokunaga E, et al, 2020. Health-related quality of life in MONARCH 3: abemaciclib plus an aromatase inhibitor as initial therapy in HR+, HER2-advanced breast cancer. Oncologist, 25（9）：e1346-e1354.

Rugo HS, Di Palma JA, Tripathy D, et al, 2019. The characterization, management, and future considerations for ErbB-family TKI-associated diarrhea. Breast Cancer Res Treat, 175（1）：5-15.

Thibault S, Hu W, Hirakawa B, et al, 2019. Intestinal toxicity in rats following administration of CDK4/6 inhibitors is independent of primary pharmacology. Mol Cancer Ther, 18（2）：257-266.

第九章　乳腺癌治疗期间便秘的诊治

我国成人慢性便秘的患病率为 4%~10%，随年龄增长而升高，女性患病率高于男性。便秘主要表现为排便困难和（或）排便次数减少、粪便干硬。排便困难包括排便费力、排出困难、排便不尽感、肛门直肠堵塞感、排便费时和需辅助排便。排便次数减少指每周排便少于 3 次。我国的一项调查发现，便秘的症状以排便费力最常见，约占 76%，其他症状依次为排便次数减少（65%）、排便不尽感（54%）、粪便干硬（52%）、肛门直肠堵塞感（36%）和需辅助排便（18%）。

生活方式、饮食习惯、焦虑和抑郁等精神心理因素都是便秘的影响因素。随着饮食结构改变、生活节奏加快，慢性便秘的患病率呈上升趋势。低纤维素食物、液体摄入减少和较少的体力活动均可增加慢性便秘的发生。研究显示，经济状况和文化程度与便秘的患病率呈负相关，农村地区便秘发生率高于城市，这也可能是饮食习惯和生活方式的差异所致。某些药物也是便秘的危险因素，包括化疗药、阿片类药、抗组胺药、钙剂、非甾体抗炎药等。

化疗药物作为细胞毒性药物，在杀伤肿瘤细胞的同时，也会对正常组织造成某些不良影响，便秘是其表现之一。主要代表药物是长春碱类，这类药物具有神经毒性，可引起胃肠道平滑肌应激性下降，胃肠道蠕动减弱，是引起化疗后便秘的常见药物。烷化剂如环磷酰胺也常引起便秘。乳腺癌化疗后便秘的机制主要包括四个方面。①心理因素：焦虑、恐惧情绪可引起交感神经兴奋占优势，抑制了副交感神经系统，抑制胃肠运动而导致便秘。②化疗因素：化疗不良反应中最常见的恶心呕吐致食物、水分大量吐出，体内水分减少，加之摄入水分不足，使大便量少而干结导致便秘。③饮食因素：化疗后患者食欲减退，进食量少，患者及家属对饮食治疗的认识有误区，多认为化疗期间要增加营养，使食物过于精细，膳食纤维摄入减少，缺乏纤维素对肠壁的刺激，导致便秘。④其他药物因素：化疗中使用的止吐药 5-HT$_3$ 受体拮抗剂，如昂丹司琼、托烷司琼、帕洛诺司琼等药物均可减少肠蠕动，增加便秘的风险。

除化疗药物外，乳腺癌治疗中还可能用到多种镇痛药：阿片类药物如吗啡、羟考酮等，非甾体抗炎药如塞来昔布、右酮洛芬等对乳腺癌手术后伤口痛或骨转移痛镇痛都很有效，但它们在使用期间也会增加便秘的风险，便秘是各种阿片类药物最常见的不良反应。阿片类药物可与胃肠道内阿片 μ 受体结合，抑制胃肠动力与肠液分泌，所致的便秘往往是患者不可耐受的，故预防非常重要。预防措施应与阿片类药物治疗同时开始，包括预防性使用通便药物和改变生活习惯（如增加液体摄入、增加富含纤维素食物、适当运动）。阿片类药物所致便秘的治疗药物包括容积性泻剂、渗透性泻剂、刺激性泻剂。对于以上常规泻剂治疗无效的患者还可以尝试促分泌药、促动力药、外周阿片 μ 受体拮抗剂等新兴药物。

慢性便秘患者的生活质量差，其生理功能、社会功能、一般状况、精神健康等方面均有明显下降。在乳腺癌治疗期间如何预防便秘？全球多个慢性便秘指南和共识均将增加膳食纤维和饮水量作为便秘的基础治疗措施。乳腺癌患者在治疗期间可以进行饮食调节，多摄入富含纤维素的食物。膳食纤维对小肠中某些酶具有抗水解作用，且不会被结肠吸收，可留住肠腔水分并增加粪便体积。多项研究证实，增加膳食纤维可改善便秘症状。膳食纤维的推荐摄入量为每天 20～35g，并推荐使用可溶性膳食纤维，同时每天摄入 2L 水会增强膳食纤维的通便作用。但需注意，部分患者增加膳食纤维后肠道气体产生增多，可能加重腹胀、腹痛、肠鸣等不适。

适当活动、减少卧床时间可以促进肠道蠕动。规律的体育运动如有氧运动（步行、骑车）可缩短肠道传输时间，有利于通便，对改善便秘有效。在身体允许的情况下，一般推荐每日运动 30～60min，每周至少 2 次。适当增加运动量对日常运动较少的患者便秘改善更为有效。在化疗前、服用阿片类药物前患者自身也需要放松心情，缓解焦虑紧张的情绪，最好能养成每日定时排便的习惯。晨起的起立反射可促进结肠运动，有助于产生便意。进餐后胃窦扩张、食物进入十二指肠诱发的胃结肠反射和十二指肠结肠反射均可促进结肠蠕动，产生排便反射，有助于排便。因此，建议便秘患者在晨起和餐后 2h 内尝试排便，排便时集中注意力，避免其他因素干扰，养成良好的排便习惯。同时，相比于坐位排便，蹲位更有利于粪便排出，可缩短排便时间，改善排便费力情况，推荐患者多采用蹲位排便姿势。

患者在治疗前可以预防性使用粪便软化剂或缓泻剂如番泻叶、乳果糖等，若便秘已经发生，可以使用开塞露软化大便、温热毛巾外敷腹部促进肠道蠕动，必要时需要使用甘油灌肠剂灌肠等处理。在改善便秘的药物方面，容积性泻剂如欧车前、麦麸等通过滞留粪便中的水分，增加粪便含水量和粪便体积而起通便作用，能缓解便秘患者的整体症状。但容积性泻剂潜在不良反应包括腹胀、食管梗阻、结肠梗阻、钙或铁吸收不良，因此建议在服用容积性泻剂的同时摄入足够水分。渗透性泻剂主要包括聚乙二醇和乳果糖等不被吸收的糖类，可在肠内形成高渗状态，增加水分吸收，增加粪便体积，刺激肠道蠕动，在改善每周排便频率、粪便性状和便秘相关症状等方面均有显著疗效，而且没有严重不良反应，可长期安全使用。作为补救措施，刺激性泻剂如蒽醌类药物、蓖麻油等作用于肠道神经系统，可增强肠道动力和刺激肠道分泌，改善粪便性状和缓解便秘相关症状，但长期使用易出现药物依赖、吸收不良和电解质紊乱，甚至引起结肠黑变病，因此只能短期使用。

微生态制剂可作为便秘的治疗选择之一。微生态制剂可分为益生菌、益生元和合生元，虽不是治疗便秘的一线药物，但可调节肠道菌群，促进肠道蠕动和恢复胃肠动力。益生菌是指能对宿主起有益健康作用的活的微生物，可能通过纠正微生态失调、改变肠腔分泌功能、刺激肠壁神经、促进肠道动力恢复等机制发挥作用。用于治疗便秘的益生菌主要是双歧杆菌属和乳酸菌属。益生元是一类不被宿主消化吸收，但可选择性刺激肠道内细菌生长繁殖的可发酵食物。合生元是同时含有益生菌和益生元的制剂，目前它们对于便秘的改善作用不明确。微生态制剂可部分缓解便秘症状，但如何选择适合的微生态制剂和应用微生态制剂的剂量、组合、疗程，目前尚无一致性意见。

另外，中医药对改善便秘症状也有一定的效果。中药（中成药、汤剂）能有效缓解便秘的症状，但疗效尚需更多医学证据证实。研究表明，针灸可治疗便秘，增加排便次数，改善伴随症状，缓解焦虑和抑郁，提高患者的生活质量。按摩推拿可促进胃肠蠕动，刺激迷走神经，促进局部血液循环等，有助于改善便秘，但这方面还缺乏大样本和更高质量的研究。

对合并精神心理症状的患者，便秘的治疗很难获得满意的疗效。因此，有精神心理问题的患者建议先进行社会心理评估，给予相应治疗。对于精神心理症状较轻的患者，可采用一般心理治疗，以健康教育和心理疏导为主；若存在一定的精神心理症状，可酌情给予认知行为疗法、放松疗法、催眠疗法、正念疗法及心理医生参与的联合治疗；有明显精神心理异常的患者应接受精神心理专科治疗。

（张　杰　程　巧　甘　露）

参 考 文 献

陈旻湖，侯晓华，熊理守，等，2019. 中国慢性便秘专家共识意见. 中华消化杂志，39（9）：577-598.

史宁，刘诗，谢小平，等，2009. 经皮电神经刺激针灸穴位对慢传输型便秘患者的疗效. 中华医学杂志，89（14）：947-950.

吴嘉媛，刘晓红，刘巍，等，2009. 女性慢性便秘的特点分析：多中心横断面临床调查. 中华医学杂志，89（18）：1255-1258.

熊理守，陈旻湖，陈惠新，等，2004. 广东省社区人群慢性便秘的流行病学研究. 中华消化杂志，24（8）：488-491.

张咏梅，计芬琴，洪丽琴，等，2014. 随身灸早期预防乳腺癌化疗后便秘的疗效观察. 浙江临床医学，16（1）：163-164.

Mugie SM，Benninga MA，Di Lorenzo C，2010. Epidemiology of constipation in children and adults：a systematic review. Best Pract Res Clin Gastroenterol，25（1）：3-18.

第十章　乳腺癌治疗期间放射性食管炎的诊治

放疗是乳腺癌局部治疗的重要手段之一，乳腺癌术后辅助放疗可以降低局部复发率、远处转移率和死亡率，提高乳腺癌局部控制率和总生存率，改善患者的生活质量。2011 年早期乳腺癌临床协作组（Early Breast Cancer Trialists' Collaborative Group，EBCTCG）发表的一项荟萃分析结果显示，保乳术后放疗较单纯手术治疗可以减少近一半的乳腺癌 10 年复发风险[19.3% vs 35%，相对危险度（RR）0.52，95%CI 0.48～0.56)]，同时明显降低 15 年乳腺癌死亡风险（21.4% vs 25.2%，RR 0.82，95%CI 0.75～0.90），而对于乳房切除术后淋巴结阳性的患者，胸壁和区域淋巴结的放疗同样可以降低局部复发率和远处转移率，改善生存率。

随着医疗水平的进步和乳腺癌患者生存期的延长，人们开始更多地关注放疗引起的毒性不良反应，目前乳腺癌术后放疗的主要挑战是如何在保证疗效的前提下进一步减轻这些不良反应。对于术后接受区域淋巴结照射的乳腺癌患者，放射性食管炎（radiation esophagitis/radiation-induced esophagitis，RE）为常见不良反应之一。根据出现时间的早晚，可以分为急性放射性食管炎和晚期放射性食管炎。乳腺癌患者放疗期间主要出现急性放射性食管炎，这是本章主要讨论的内容。

一、临床表现及分级

急性放射性食管炎多发生在放疗开始后 2～3 周，可持续至放疗结束后 4 周，症状逐渐加重，至放疗结束时达到高峰。典型症状是吞咽困难、吞咽疼痛、反酸、进食梗阻感等，严重者可出现脱水、营养不良、电解质紊乱或体重下降，直接影响患者生活质量。临床上依据美国肿瘤放射治疗协作组（Radiation Therapy Oncology Group，RTOG）的标准对放射性食管炎进行分级（表 10-1）。多项研究表明，高龄、接受同期化疗或加速超分割放疗者更容易发生 3 级及以上放射性食管炎，而在乳腺癌术后辅助放疗剂量常规为 50Gy/25F，而且未与化疗同期进行，故一般为 2 级及以下的轻度食管炎。

表 10-1　急性放射性食管损伤 RTOG 分级标准（QUANTEC 2012）

分级	临床表现
0 级	无变化
1 级	轻度吞咽困难，需要用表面麻醉或镇痛药或进软食
2 级	中度吞咽困难，需要用麻醉药或进流食

续表

分级	临床表现
3 级	重度吞咽困难，或脱水，或体重减轻＞15%需要管饲饮食
4 级	完全梗阻、溃疡或穿孔
5 级	致命性

二、发病机制

放射性食管炎是放射线对正常食管黏膜造成损伤后出现局部充血、水肿，黏膜上皮细胞变性与坏死，从而发生以轻中度为主的无菌性炎症反应。有学者应用X线照射 BALB/c、C57B116 小鼠并建立了放射性食管炎模型，造模剂量设定为12Gy×5，更接近临床放射性食管炎的实际，该实验还提示表皮生长因子（epidermal growth factor，EGF）可能成为放射性食管炎的治疗靶点。有研究发现，术中对犬进行 30Gy、40Gy 的射线照射均可诱发食管炎。

炎症反应的激活是放射性食管炎发生和发展过程中重要的病理变化，放射线对食管黏膜的作用造成炎症信号通路被激活，导致淋巴细胞、单核巨噬细胞等炎症细胞在食管黏膜内浸润，分泌大量炎症介质并引起局部组织充血、水肿及损伤。放射线还可通过电离作用将食管中的 H_2O 大量分解成氧自由基。大量的氧自由基使食管黏膜发生氧化性损伤，同时生成产物丙二醛、超氧化物歧化酶，细胞膜的通透性增加，破坏溶酶体，诱导细胞凋亡，加剧炎症反应。

肿瘤坏死因子 α（TNF-α）是在炎症反应被激活的过程中最先发生改变的炎症介质，同时参与了炎症反应的级联激活及局部组织的炎症损伤过程。白细胞介素（IL）-1β、IL-6 和 IL-8 是白细胞介素家族重要的促进炎症发生的介质，可促进炎症反应的级联激活及局部组织炎症介质的瀑布式释放。干细胞、上皮细胞、内皮细胞等均可能受到损伤，导致进行性缺血和纤维化。干细胞受损则可能影响食管黏膜增殖及修复能力。

三、影响因素

放射性食管炎是胸部放疗常见的剂量限制性毒性，其发生与时间及评估方法相关。在一项研究中，放疗所致的急性吞咽困难在 13% 的患者生活质量问卷中、18% 的医生每周评估及 28% 的患者描述中均有发生。在一项纳入了 13 项姑息性胸部放疗的荟萃分析中发现，医生评估的吞咽困难在高剂量放疗中更常见。

在乳腺癌术后辅助放疗的毒副作用相关研究中，对急性食管毒性的相关影响因素研究很少。Caudrelier 等在全组 30 例患者中发现 37% 出现食管毒性，且均为1 级。Aoulad 等报道在乳腺癌保乳术后或乳房切除术后放疗的急性毒性，在 292

例患者中有 19.9%发生了 1~2 级急性食管毒性。David 等开展的一项关于局部晚期乳腺癌同步推量调强放疗毒性的前瞻性研究中，共纳入 114 例患者，其中 51.8%（59/114）的患者为 1 级，7.9%（9/114）的患者为 2 级；在单因素分析中，≥1 级急性食管毒性与食管 $D_{2\%}$（近似最大剂量）、平均剂量、V_{30}（接受≥30Gy 剂量的食管体积）和 V_{45}（接受≥45Gy 剂量的食管体积）显著相关。Yaney 等回顾性分析了 531 例接受术后区域淋巴结照射（50Gy/25F）的乳腺癌患者，发现食管接受的剂量-容积剂量限制与 2 级以上急性放射性食管炎相关。研究表明，2 级以上放射性食管炎发生率，调强放疗组明显高于适形放疗组（23.6% vs 10.9%，$P<$ 0.0001）。食管平均剂量、V_{10}（接受≥10Gy 剂量的食管体积）、V_{20}（接受≥20Gy 剂量的食管体积）都与放射性食管炎相关，分别为 11Gy、30%、15%。Katrina West 等的研究纳入了 77 例乳腺癌放疗患者，24 例（31%）患者发生了≤2 级放射性食管炎，无 3 级及以上放射性食管炎发生。食管平均照射剂量≥31Gy 的患者 2 级放射性食管炎发生率明显高于食管平均剂量<31Gy 的患者（P=0.025）。锁骨上野包含咽部≥1cm 的患者发生 2 级放射性食管炎的概率明显增加（P=0.0116）。左侧锁骨上区的放疗患者更容易发生放射性食管炎，这可能与食管的解剖学位置相关。

四、预防

降低放射性食管炎风险的主要策略是严格遵守食管放疗剂量限制。相关研究发现，食管所受放疗剂量（食管最大剂量或食管受照射体积）与放射性食管炎风险密切相关。在 RTOG0617 研究中，接受 64~70Gy 放疗剂量的患者，7%~21%发生 3 级以上放射性食管炎。最近的研究主要以限制食管平均剂量（<34Gy）或避免热点落到食管上的方式，减少放射性食管炎的发生。有荟萃分析发现，放疗剂量对预测放射性食管炎最有效，特别是食管放疗剂量≥60Gy 时。其他的食管放疗剂量限制有 V_{35}（接受≥35Gy 剂量的食管体积）<50%，V_{50}（接受≥50Gy 剂量的食管体积）<40%。因此，在制订放疗计划时应尽量减少食管受照射体积及剂量，避免热点落到食管上。

患者在放疗过程中的饮食习惯也很重要：建议采用高蛋白、高维生素、高热量、低脂肪、易消化流质或半流质饮食；禁食过烫、过冷、过硬、煎、炸、粗纤维、辛辣刺激性食物，以免损伤食管黏膜；定时定量进食，不宜过饱，不宜进餐后平卧，以免引起食物反流，加重食管黏膜炎症；进食速度宜慢、细嚼慢咽，进食后可饮清水，保持食管清洁，减少食物对黏膜的刺激及损伤。

五、处理

放射性食管炎总体治疗原则是消炎、镇痛、修复受损的食管黏膜及营养支持治疗。

如果不影响患者进食，可观察，进温热、无刺激的半流食，多饮水。中重度疼痛影响进食者，可给予静脉补液、抗炎、激素、抑酸、口服消化道黏膜保护剂如硫糖铝等处理，口服稀释后的利多卡因可对黏膜表面产生麻醉效应，能减轻局部疼痛，但要注意过敏反应。也可酌情加用镇痛药，首选非甾体抗炎药，症状严重者可加用阿片类药物。必要时暂停放疗，让食管黏膜逐渐修复。

（蒋　娟　甘　露）

参 考 文 献

李晔雄，2018. 肿瘤放射治疗学. 5 版. 北京：中国协和医科大学出版社，833.

中国医师协会放射肿瘤治疗医师分会，中华医学会放射肿瘤治疗学分会，中国抗癌协会肿瘤放射治疗专业委员会，2020. 中国食管癌放射治疗指南（2020 年版）. 国际肿瘤学杂志，47（11）：641-655.

Aoulad N，Massabeau C，de Lafontan B，et al，2017. Acute toxicity of breast cancer irradiation with modulated intensity by tomotherapy. Cancer Radiother，21（3）：180-189.

Baker S，Fairchild A，2016. Radiation-induced esophagitis in lung cancer. Lung Cancer（Auckl），7：119-127.

Barnes M，Pass H，DeLuca A，et al，1987. Response of the mediastinal and thoracic viscera of the dog to intraoperative radiation therapy（IORT）. Int J Radiat Oncol Biol Phys，13（3）：371-378.

Bentzen SM，Constine LS，Deasy JO，et al，2010. Quantitative analyses of normal tissue effects in the clinic（QUANTEC）: an introduction to the scientific issues. Int J Radiat Oncol Biol Phys，76（Suppl 3）：S3-S9.

Bosch DJ，Wang D，Nijsten MW，et al，2016. Longitudinal analysis of cytokine expression during neoadjuvant chemoradiotherapy and subsequent surgery in esophageal cancer patients. Am J Surg，212（1）：89-95.

Caudrelier JM，Meng J，Esche B，et al，2014. IMRT sparing of normal tissues in locoregional treatment of breast cancer. Radiat Oncol，9：161-167.

Chen MF，Chen PT，Chen WC，et al，2016. The role of PD-L1 in the radiation response and prognosis for esophageal squamous cell carcinoma related to IL-6 and T-cell immunosuppression. Oncotarget，7（7）：7913-7924.

Clarke M，Collins R，Darby S，et al，2005. Effects of radiotherapy and of differences in the extent of surgery for early breast cancer on local recurrence and 15-year survival: an overview of the randomized trials. Lancet，366（9503）：2087-2106.

Kim KS，Song S，Kim YE，et al，2015. Establishing a mouse model for radiation induced esophagitis. Int J Radiat Oncol Biol Phys，93（3）：S210.

Pasquier D，Le Tinier F，Bennadji R，et al，2019. Intensity-modulated radiation therapy with simultaneous integrated boost for locally advanced breast cancer: a prospective study on toxicity and quality of life. Sci Rep，9（1）：2759.

Pu X，Wang L，Chang JY，et al，2014. Inflammation-related genetic variants predict toxicity following definitive radiotherapy for lung cancer. Clin Pharmacol Ther, 96（5）: 609-615.

Werner-Wasik M, Yorke E, Deasy J, et al, 2010. Radiation dose-volume effects in the esophagus. Int J Radiat Oncol Biol Phys, 76（Suppl 3）: S86-S93.

West K, Schneider M, Wright C, et al, 2020. Radiation-induced oesophagitis in breast cancer: factors influencing onset and severity for patients receiving supraclavicular nodal irradiation. J Med Imaging Radiat Oncol, 64（1）: 113-119.

Yaney A, Ayan AS, Pan XL, et al, 2021. Dosimetric parameters associated with radiation-induced esophagitis in breast cancer patients undergoing regional nodal irradiation. Radiother Oncol, 155: 167-173.

第十一章 乳腺癌治疗期间胃食管反流病的诊治

乳腺癌患者治疗期间常伴随胃食管反流相关症状，如反酸、胃灼热、嗳气、胸痛、腹胀、腹痛等不适。但人们往往将相关症状当作化疗或放疗不良反应看待，未能及时诊断胃食管反流病（gastroesophageal reflux disease，GERD）而延误治疗，导致食管黏膜损伤进行性加重，出现食管炎性狭窄、胃肠道出血、癌前病变（Barrett食管）和食管腺癌。GERD 临床常见，是由胃十二指肠内容物反流至食管及食管以外部位，引起的一系列临床综合征。GERD 是复杂的多学科疾病，2006 年蒙特利尔 GERD 全球循证医学共识将其分为食管综合征和食管外综合征，并强调胃灼热和反流是食管综合征典型的特征性症状，也可表现为胸痛、上腹烧灼感、上腹胀、上腹痛及嗳气等不典型症状。食管外症状则常有咳嗽、咽喉不适、哮喘、牙蚀症等，但其发生常为多因素共同作用的结果。典型 GERD 样症状的患者根据内镜下表现、反流监测结果及抑酸治疗反应，可分为糜烂性反流病（反流性食管炎）、Barrett 食管、非糜烂性反流病、反流高敏感和功能性胃灼热等亚型。本章将探讨乳腺癌治疗期间 GERD 的诊治。

一、发病机制

目前认为，GERD 是由多因素造成的消化道动力障碍性疾病。其主要发病机制是抗反流防御机制减弱和反流物对食管黏膜的刺激作用等。

1. 抗反流防御机制减弱　食管阻止胃内容物反流最重要的结构是食管下括约肌（lower esophageal sphincter，LES）。食管下端的括约肌是食管与胃结合部以上 3~5cm 的压力带，该处静息压通常在 15~30mmHg。当胃与食管之间的压力差突破了压力带产生的压力时，胃内容物反流，食管和气道暴露于胃反流物，产生相应症状。食管胃结合部是发生胃食管反流最主要的部位，由多个结构协同发挥其抗反流功能：LES 的顺应性及其产生的腔内压力、膈肌脚（食管裂孔）的顺应性及其产生的腔外压力、膈食管膜的完整性（将下食管固定于食管裂孔）、腹段食管、食管与胃底成锐角相交（His 角）及其形成的抗反流单向"阀瓣"结构。这些复杂而又精密的结构若有一环出现结构或功能的异常，即会降低交界区抗反流能力。

2. 反流物对食管黏膜的刺激作用　反流物进入食管即表明食管黏膜的抗反流能力已经下降，防御机制明显减弱。反流物内的胃酸、胃蛋白酶、胰酶和胆盐可对食管黏膜造成损害。食管酸廓清的功能是减少食管黏膜浸泡在反流物中的时限，正常食管酸廓清功能包括食管排空和唾液中和。若食管酸廓清功能减弱，反流物侵蚀食管黏膜时间延长，会导致食管黏膜的破坏。

3. 反流物对食管外部位的影响 食管上括约肌（upper esophageal sphincter，UES）作为咽和食管之间的屏障，是一个高压区，可阻止空气进入消化道，也可防止反流物从食管进入咽喉部。当高位反流突破 UES 高压带时，出现食管外反流症状乃至并发症。咽喉反流患者的 UES 压力明显低于典型 GERD 患者。

二、乳腺癌与胃食管反流病的相关性

1. 年龄及性别 乳腺癌患者中 GERD 好发于中年女性，有研究表明，35～59 岁人群 GERD 患病率升高，且女性患病率高于男性。

2. 化疗与 GERD 的相关性 乳腺癌患者常需要接受化疗，化疗药物能显著降低乳腺癌复发风险，但其毒副作用多，恶心、呕吐为常见化疗相关不良反应。化疗药物口服，可以直接作用于肠道黏膜，或通过血液循环作用于肠嗜铬细胞并使肠嗜铬细胞释放神经递质，作用于腹腔迷走传入神经末梢的相关受体。迷走神经纤维投射到背侧脑干，多数投射到孤束核，少数投射到呕吐中枢，从而引起呕吐。迷走神经受到刺激的同时也会引发食管括约肌松弛。频繁长期的恶心、呕吐会增加一过性食管括约肌松弛的频率，增加 GERD 患病风险，或使乳腺癌伴 GERD 患者食管黏膜损伤加重。除了乳腺癌患者化疗对 GERD 产生影响，GERD 发生长期的胃内容物反流刺激食管及咽喉部，也会进一步增加恶心、呕吐风险。

3. 放疗与 GERD 的相关性 部分乳腺癌患者需接受放疗，放疗照射靶区多为患侧乳房或腋窝淋巴结及锁骨上淋巴结引流区域，而放射性食管炎是该区域放疗常见的并发症。放射线本身的电离作用使食管上皮细胞损伤，放疗剂量 30Gy 及以上可引起食管神经肌肉损伤，导致食管蠕动减弱甚至消失，造成食管酸廓清功能减弱，加重食管黏膜损伤。乳腺癌患者食管黏膜损伤多在放疗 10 天后出现，表现为吞咽困难、吞咽时咽喉疼痛或胸骨后疼痛。

4. 乳腺癌患者体型与 GERD 的相关性 部分乳腺癌患者治疗过程中，为加强营养、增加抵抗力，未节制饮食，部分患者治疗期间体重增加，并以腹型肥胖为主。有报道，无论 BMI 初始值是多少，其值每增加一个单位，GERD 患病风险增加 30%。另有实验发现，BMI＞$30kg/m^2$ 实验组与 BMI＜$25kg/m^2$ 对照组相比，经过 24h 食管 pH 测量，反酸发作次数增加和持续时间延长的可能性显著增加。

5. 乳腺癌患者情绪与 GERD 的相关性 因癌症的打击及治疗过程中疼痛，乳腺癌患者发生焦虑、抑郁的风险显著增加。较多文献提出 GERD 与焦虑、抑郁情绪互为因果。有研究报道，通过对 279 名典型 GERD 患者和 100 名健康者进行问卷调查，证实焦虑和抑郁可能在 GERD 的发生中起重要作用，尤其在非糜烂性反流病的发生中作用明显。有学者对 225 名有胃食管反流症状的患者进行前瞻性研究，患者接受 24h 食管 pH 监测，并使用医院焦虑和抑郁量表评估焦虑和抑郁水平，结果发现，焦虑程度与 GERD 的症状呈正相关，焦虑程度越重，GERD 的症状如胃灼热、反流越重。另外，乳腺癌患者睡眠障碍发生率明显升高，有研究表明，长期睡眠障碍可导致抑郁，而抑郁症又可引起反酸、胃灼热等症状，使用低剂量抗抑郁药可改善不良心理，从而辅助治疗 GERD。

6. 乳腺癌患者运动与 GERD 的相关性　乳腺癌患者接受手术治疗后，因术中出血、渗液、术后身体虚弱、留置引流管、术区疼痛等原因，活动耐量下降。而接受放化疗患者，因恶心、呕吐、乏力、食欲减退、手足麻木等原因，无法正常活动。有研究表明，缺乏体育活动（定义为每个月锻炼少于一次）为 GERD 的危险因素，尤其是女性。还有研究还发现，上述症状的发生与缺乏体育活动之间有相关性。

正因为乳腺癌患者有较多诱发或加重 GERD 的危险因素，故临床应重视对其诊治。

三、诊断

乳腺癌患者与普通患者诊断 GERD 的方法相同，中国 GERD 多学科诊疗共识（2022）指出，识别其症状是诊断的第一个关键步骤，其中反流和胃灼热为典型且相对特异性症状。其他为非特异性症状，经常涉及多个系统和学科，在详细了解患者症状后，还要排除其他疾病的诊断。GERD 的主要临床症状见表 11-1。

表 11-1　GERD 的主要临床症状

症状	描述	意义和鉴别
食管症状	胃食管反流导致的以上腹部和胸骨后为主要区域的不适症状	相对典型的 GERD 症状，结合与体位、饮食和运动相关的发作规律而易于诊断。有助于不典型症状和食管外症状的诊断。与其他上消化道疾病、心理疾病和心血管疾病等相鉴别
胃灼热	通常指剑突和胸骨后的烧灼感，也有少数患者的烧灼感可扩展到上腹部、剑突后、颈前和咽喉部	主要典型症状。见于 20%～90% 的患者，抑酸治疗反应较好。与功能性胃灼热、心理疾病和贲门失弛缓症等相鉴别
反流	胃十二指肠内容物很容易反流到咽喉或口腔，或向咽部或口腔方向流动。通常伴有胃灼热、酸味或苦味。患者感知为酸性物质时则为反酸，为食物时则为反食，还有少数为胆汁或黏液	主要典型症状。见于 60%～80% 的患者，比胃灼热症状更为客观（液体或固体到达咽部、口腔或鼻腔者最客观）。抑酸治疗反应较胃灼热差。与反刍和贲门失弛缓症等相鉴别
嗳气	气体从胃内或食管经咽部排出体外，常伴发声，可同时伴有反流，可分为胃上嗳气和胃内嗳气	介于不典型和典型症状之间。见于 4.1%～75.6% 的患者，与吞气症、呃逆等相鉴别

续表

症状	描述	意义和鉴别
胸和（或）背痛	胸骨后和（或）背部中间疼痛，可伴烧灼感，可累及其他部位	不典型症状。与心血管疾病、贲门失弛缓症及某些胸科和骨科疾病相鉴别
吞咽困难	吞咽停滞不利感或阻滞，部分患者餐后仍有该不适感，可分为梗阻性（炎性狭窄）和非梗阻性	不典型症状。通常以主观感受为主（非梗阻性），程度较轻。与贲门失弛缓症、食管狭窄、嗜酸性细胞食管炎及食管占位等相鉴别
食管外症状	胃食管反流引起的以耳鼻咽喉和呼吸道为主要表现的症状	不典型症状。通常抗反流以外的治疗效果不佳。与其他原因的咽喉炎相鉴别
咽部异物感（烧灼或疼痛）	自觉咽部有异物留滞感、疼痛或烧灼感，可伴清嗓、咳痰和声嘶等	不典型症状。通常抗反流以外的治疗效果不佳。与其他原因的咽喉炎相鉴别
咳嗽和呛咳	持续时间超过8周的轻度或剧烈咳嗽，部分患者为呛咳，咳嗽伴咳痰或痰中带反流物	不典型症状。通常抗反流以外的治疗效果不佳。与呼吸道感染、咳嗽变异性哮喘、肺癌等气道病变相鉴别
喘息、憋气和胸闷气短	发作性呼吸困难，喘息、憋气和（或）胸闷气短感，少数患者为喉气管痉挛	不典型症状。通常抗反流以外的治疗效果不佳。与过敏性哮喘、慢性阻塞性肺疾病和心血管疾病等相鉴别

对于有典型胃食管反流症状的患者，或疑诊反流性胸痛、咽喉反流、反流性咳嗽、反流性哮喘等患者，可给予质子泵抑制剂（proton pump inhibitor，PPI）试验性治疗，若治疗有效则考虑诊断 GERD。但治疗无效仍不能排除 GERD 诊断，因部分 GERD 患者对 PPI 治疗无效或反应不佳。对 PPI 治疗性试验未能明确诊断者，需行内镜检查和反流监测。其他检查如上消化道造影、计算机断层成像（CT）和唾液胃蛋白酶检测、胃蛋白酶检测、喉镜、食管动力检查等也可选择性使用。

四、治疗

与单纯治疗 GERD 不同，乳腺癌患者合并 GERD 的治疗，既要管控乳腺癌患者诱发或加重 GERD 的风险因素，又要注意 GERD 相关治疗。尽量减少由 GERD 造成的乳腺癌患者生活质量下降。乳腺癌患者更应注意心理干预、睡眠调理、均衡饮食、适度锻炼，积极予以抗焦虑、抗抑郁、镇痛、促睡眠等治疗（如口服奥氮平、佐匹克隆、艾司唑仑、洛芬待因等药物），改善患者情感障碍，均衡饮食，多进食蔬果、蛋白质，避免便秘，增加腹腔内压力。

GERD 应采用综合治疗方式，包括生活饮食调理、心理治疗、西药治疗、中医药治疗、胃镜治疗、腔镜抗反流手术治疗等。主要治疗目标：①缓解症状并提高患者生活质量；②治疗并发症，并预防其复发；③消除解剖学异常，重建解剖学正常结构；④减少或停止长期药物治疗；⑤使反流负荷正常化。

1. 饮食调理和疾病科普教育应贯穿治疗始终　包括减肥、抬高床头、戒烟、限酒、避免夜餐/饱餐、避免进食后运动、减少进食促反流食物（如巧克力、咖啡、辛辣食物、橘子、番茄、高脂食物）、细嚼慢咽等。

2. 药物治疗　PPI 和钾离子竞争性酸阻滞剂（P-CAB）是治疗 GERD 的首选药物，可缓解大部分 GERD 患者的症状和并发症。抑酸剂与其他药物联合使用疗效更佳。

3. 抗反流手术治疗　对于药物无法充分控制，有并发症（严重反流性食管炎、食管炎性狭窄和长段 Barrett 食管）和（或）有食管裂孔疝，严重影响生活质量的患者可选择手术治疗。手术治疗包括内镜治疗和腹腔镜抗反流手术。

4. 中医药治疗　通过辨病与辨证相结合治疗 GERD。

乳腺癌和 GERD 互为因果，影响患者生活质量，临床应加强对乳腺癌患者宣教，帮助其改善生活方式，及时干预失眠、焦虑、抑郁、疼痛等问题。在化疗期间注意止吐药物的应用，放疗过程中增加放射线喷剂使用频率，避免食管黏膜受损，若出现食管黏膜受损可及时给予激素、消肿药物处理。若发现患者有 GERD 相关症状，应及时诊治，避免 GERD 进行性加重，出现严重并发症。

（李　欣　刘自力）

参 考 文 献

Eusebi LH, Ratnakumaran R, Yuan Y, et al, 2018. Global prevalence of, and risk factors for, gastro-oesophageal reflux symptoms: a meta-analysis.Gut，67（3）：430-440.

Hallan A, Bomme M, Hveem K, et al, 2015. Risk factors on the development of new-onset gastroesophageal reflux symptoms. A population-based prospective cohort study: the HUNT study. Am J Gastroenterol，110（3）：393-400.

Kessing BF, Bredenoord AJ, Saleh CM, et al, 2015. Effects of anxiety and depression in patients with gastroesophageal reflux disease.Clin Gastroenterol Hepatol，13（6）：1089-1095.

Nadaleto BF, Herbella FA, Pinna BR, et al, 2017. Upper esophageal sphincter motility in gastroesophageal reflux disease in the light of the high-resolution manometry. Dis Esophagus，30（4）：1-5.

第十二章　乳腺癌治疗期间消化不良的诊治

乳腺癌患者常常出现消化不良的症状，主要表现为中上腹痛、腹胀、餐后饱胀感或早饱、上腹部烧灼感，伴嗳气、恶心和呕吐等症状。放化疗期间乳腺癌患者消化不良多与放化疗药物对胃肠黏膜的损伤等因素有关，而康复期乳腺癌患者消化不良的症状则常与胃肠功能紊乱有关。同时，文献报道，有高达40%～60%的乳腺癌患者常合并焦虑、抑郁的情绪，情绪控制不佳会导致神经递质紊乱，通过脑肠相互作用引起失眠、头痛、腹痛、腹胀、恶心、呕吐等躯体症状，加重患者原有消化不良的症状，甚至出现营养不良、消瘦、贫血，严重影响患者生活质量。

临床上消化不良可分为器质性消化不良及功能性消化不良。器质性消化不良的常见原因：放化疗导致消化道黏膜损伤、使用镇痛退热药物继发胃肠黏膜损害；细菌、病毒及寄生虫感染导致消化道炎症；共病代谢性疾病（如糖尿病胃轻瘫、甲状腺功能减退导致胃肠蠕动减慢）或风湿免疫性疾病累及消化道均可导致腹胀、腹痛等症状。功能性消化不良是指患者具有慢性消化不良的症状，并无消化系统器质性疾病、全身系统性疾病及代谢性疾病，发病原因与胃十二指肠动力障碍、内脏高敏感及焦虑抑郁等因素相关。治疗方面，缓解器质性消化不良需要治疗原发疾病；功能性消化不良则需要多学科共同诊治，除抑酸、促胃肠动力外，需要加用调节胃肠功能紊乱、降低内脏高敏感性、抗焦虑抑郁等治疗。不仅如此，胃肠功能紊乱的乳腺癌患者在躯体症状缓解后，部分患者需要物理治疗、心理治疗等综合治疗才能治愈。同时医护方面更需要加强患者教育，作为慢性病，应帮助患者建立慢性病管理的观念，做好自我管理，让乳腺癌患者有更好的生活质量。

一、乳腺癌治疗期间器质性消化不良的诊治

（一）病因和发病机制

1. 消化系统疾病

（1）放化疗导致的食管及胃肠黏膜损伤。放疗及化疗药物可直接造成胃肠黏膜损伤，较轻的损伤可导致胃黏膜糜烂，较重者可引起消化性溃疡，临床出现腹痛、腹胀伴反酸、胃灼热、嗳气等症状。

（2）非甾体抗炎药相关的胃肠黏膜损害。很多患者因各种原因使用解热镇

药物，如头痛、全身酸痛、发热、关节疼痛等使用布洛芬、阿咖酚散（含对乙酰氨基酚）及含氨酚烷胺等含有退热成分的感冒药等；冠心病、脑梗死使用阿司匹林、氯吡格雷等药物。非甾体抗炎药（non-steroidal anti-inflammatory drug, NSAID）分为两类，一类是非特异性环氧合酶抑制剂（如阿司匹林、布洛芬、对乙酰氨基酚等），通过抑制环氧合酶2（COX-2）减轻关节及全身多部位的炎症反应和疼痛，但其特异性差，同时也抑制环氧合酶1（COX-1），导致维持黏膜正常再生的前列腺素E不足，黏膜修复障碍，引起急性胃肠黏膜充血、水肿、糜烂，甚至形成溃疡；另一类是特异性环氧合酶抑制剂（如塞来昔布、依托考昔），可特异性抑制COX-2，而不影响COX-1，故对胃肠道黏膜影响较小。

（3）胃肠道感染：主要是细菌及病毒感染，常见的细菌包括布鲁氏菌、李斯特菌、沙门菌、副溶血弧菌等，细菌感染后胃黏膜充血水肿，继发胃排空障碍，患者可出现上腹痛、腹胀及恶心、呕吐。病毒感染如巨细胞病毒感染多见于免疫力低下者，如肿瘤放化疗时使用激素、免疫抑制剂，继发巨细胞病毒感染时，患者可出现消化不良症状，甚至出现发热，应进行血生化、胃镜及病理检查明确诊断。

（4）其他消化系统疾病，如消化道寄生虫感染、共患上消化道克罗恩病等。

2. 乳腺癌共病风湿免疫性疾病（如系统性红斑狼疮、硬皮病等自身免疫性疾病）　自身免疫性疾病累及胃肠黏膜，可引起胃肠黏膜充血、水肿及糜烂，甚至溃疡，继发消化不良症状。

3. 乳腺癌伴代谢性疾病　糖尿病患者血糖控制不佳可导致糖尿病性胃轻瘫，从而出现胃排空延迟继发腹胀、腹痛伴反酸、嗳气。甲状腺功能减退因甲状腺素分泌不足导致胃肠蠕动减慢，出现消化不良症状。

（二）治疗策略

1. 停止或修改导致胃肠黏膜损伤的治疗措施　视乳腺癌及消化道症状的具体情况决定是否停用放疗或化疗药物；停用NSAID以减轻对胃黏膜的损伤，如果因为疼痛明显而使用NSAID，可考虑使用对胃肠黏膜损伤小的特异性COX-2抑制剂（如塞来昔布、依托考昔）。

2. 治疗原发疾病　甲状腺功能减退患者补充甲状腺素后，胃肠蠕动多恢复正常，腹胀不适等消化不良症状可得到改善。

3. 使用抑酸、促胃肠蠕动、修复胃肠黏膜的药物　胃黏膜损伤是酸相关性疾病，用抑酸药物（如艾司奥美拉唑、奥美拉唑、雷贝拉唑、兰索拉唑及泮托拉唑）可缓解腹痛；复方谷氨酰胺可修复胃肠黏膜屏障；莫沙必利、曲美布汀等胃肠动力药可改善腹胀症状。

二、乳腺癌合并功能性消化不良的诊治

（一）病因和发病机制

多种因素参与了功能性消化不良的发病，其中以胃排空延迟和容受性舒张功能下降为主要表现。

（1）胃动力障碍表现：胃排空延迟、胃十二指肠运动欠协调、早饱、餐后饱胀及恶心等。

（2）内脏的高敏感性：胃的感觉容量明显低于正常人，对机械性扩张表现为高敏感性，与患者餐后腹痛、饱胀、恶心有关。

（3）胃对食物的容受性舒张功能下降。

（4）精神和社会因素：乳腺癌患者不仅要承受癌症本身、经济问题等带来的巨大压力，还要面对乳房缺失所致躯体形象受损带来的心理打击，康复期恐惧病情复发，故乳腺癌患者常合并焦虑、抑郁、强迫、绝望等情绪。研究发现，童年创伤、生活负性事件、经济收入低、受教育水平低等因素是患者继发焦虑、抑郁情绪的高危因素。当情绪不能疏解时可导致 5-羟色胺、多巴胺、去甲肾上腺素等神经递质异常，并通过脑肠轴影响胃肠道，导致患者出现消化不良症状。伴焦虑、抑郁的乳腺癌患者更容易出现顽固性腹痛、腹胀及上腹部烧灼感、失眠及头痛。

（5）部分患者可能与胃酸、幽门螺杆菌感染有关。

（二）临床表现

（1）主要表现为早饱、餐后饱胀、中上腹痛、中上腹灼热感等症状，这些症状不一定全部出现。上述症状可持续较长时间，并反复间断出现。合并焦虑、抑郁的患者，情绪稳定时症状可明显缓解，而在饮食、精神等诱因下又可复发。

（2）上腹痛是常见症状，多在餐后出现，可以没有规律，部分患者表现为上腹部烧灼感。

（3）部分患者表现为早饱，是指有饥饿感但少量进食后即出现饱胀感；餐后饱胀，是指正常餐量时即出现饱胀感。

（4）乳腺癌患者常有焦虑、抑郁、头痛、失眠、强迫等精神症状。

（三）诊断

1. 诊断程序　全面采集病史，询问近期有无放化疗病史，近期是否有使用 NSAID 史，完成详细的体格检查。建议同时与患者及其家属建立良好的医患关系，便于了解患者的人格特征，有无急性应激、慢性压力、生活负性事件及夫妻关系、家庭关系等情况，同时建议使用量表筛查焦虑、抑郁，得分高者再考

虑由精神科医生或经过心理培训的护士行结构性访谈以确定患者是否有焦虑、抑郁。

2. 诊断依据　根据罗马Ⅳ标准，符合以下标准可诊断为功能性消化不良。①有以下 1 项或多项症状：餐后饱胀不适、早饱、中上腹痛、中上腹烧灼感；②呈持续或反复发作的慢性过程（症状出现至少 6 个月，近 3 个月症状符合以上诊断标准）；③排除可解释症状的器质性疾病（包括胃镜等检查）。

3. 器质性疾病的报警症状　①年龄 45 岁以上，近期出现消化不良症状。②有贫血、呕血、黑便、吞咽困难、腹部包块、黄疸等表现，提示患者合并消化系统的器质性疾病，如消化性溃疡、消化道肿瘤、感染、胆道结石等疾病，需要进一步完善三大常规、血生化、胃镜、肠镜、腹部 B 超、全腹部增强 CT 或磁共振成像（MRI）、寄生虫等检查排除或确诊。

（四）治疗

1. 患者教育　医护人员应尊重患者，与患者经常交流以建立良好的医患关系，给予患者精神支持。建议患者配偶及其他家属也参与到患者教育中来，以便使患者获得更多的社会支持。可以充分利用微信、电话、图书、患者沙龙、科室小讲座等方式进行患者教育。患者教育可以让患者及其家属了解乳腺癌的病因、临床表现、治疗方式及治疗目标和疗效，让患者及其家属度过最初的应激状态，有利于缓解其焦虑、抑郁情绪。同时邀请乳腺癌康复者参与患者教育，康复者的现身说法和陪伴将鼓舞患者战胜癌症，提高患者治疗的依从性。患者教育还可以帮助患者建立慢性病管理的理念，让其主动参与乳腺癌的治疗管理，做好饮食、营养、药物、运动、心理等方面的管理。

2. 消化不良的常用药物

（1）抑酸药物：适度抑制胃酸分泌可缓解患者上腹痛及灼热感。H_2 受体拮抗剂或质子泵抑制剂对酸相关的症状如腹痛、反酸、恶心、易饥饿等有一定的缓解作用，可根据患者症状按需治疗，不建议长期使用。

（2）促胃肠动力药：有助于缓解乳腺癌患者的餐后饱胀及早饱症状，不良反应少。常用药物包括多潘立酮（每次 10mg，3 次/日）、莫沙必利（每次 5mg，3 次/日）或依托必利（每次 50mg，3 次/日）。疗效不佳者，可联合使用抑酸药和促胃肠动力药。

（3）助消化药：消化酶制剂可作为治疗消化不良的辅助用药，改善与进餐相关的上腹胀、食欲差等症状。

3. 合并焦虑、抑郁的治疗　乳腺癌患者本身常合并焦虑、抑郁，顽固性消化不良的发生常与焦虑、抑郁通过脑肠反射相互作用引起的躯体症状相关，抗焦虑、抑郁治疗可以明显缓解头痛、腹痛、腹胀、睡眠障碍等躯体症状。抗焦虑、抑郁治疗需要多学科共同参与，由乳腺外科、消化科、精神科医生及护士等组成多学科协作组，为患者提供更好的服务。抗焦虑、抑郁主要包括药物治疗、心理治疗、物理治疗及其他治疗等，下文将重点介绍药物治疗及心理治疗。

（1）药物治疗：每位患者在入院时就进行心理评估，轻度焦虑、抑郁存在半年以上及中重度焦虑、抑郁均需要药物治疗。一般轻中度焦虑、抑郁患者可以在综合科室治疗，但重度焦虑、抑郁患者需转诊精神科治疗。抗焦虑、抑郁药物首选安全性高、疗效好的选择性 5-羟色胺再摄取抑制剂（如艾司西酞普兰、西酞普兰、氟西汀舍曲林、氟伏沙明）、选择性 5-羟色胺和去甲肾上腺素再摄取抑制剂（如文拉法辛、度洛西汀）。抗焦虑、抑郁药物治疗需要保证全疗程治疗，分为急性期（8～12 周）、巩固期（4～9 个月）、维持期治疗。焦虑、抑郁药物一般在服药 2～4 周后起效，可缓解焦虑、抑郁情绪及腹胀、腹痛、烧灼感等躯体症状。笔者临床中缓解乳腺癌患者腹痛常常选用艾司西酞普兰、西酞普兰、文拉法辛及度洛西汀，以腹胀为主者可考虑选用氟西汀及舍曲林；同时有睡眠障碍者可选用曲唑酮、米氮平；恶心呕吐明显者可考虑选用坦度螺酮、丁螺环酮、米氮平等药物；中药舒肝解郁胶囊等也有一定的效果。诱导缓解后需要维持缓解，做好患者教育，防止焦虑、抑郁复发。注意观察药物的副作用及与抗癌药物、消化系统药物之间的相关作用，随时调整治疗方案，做好个体化的治疗。

（2）心理治疗：轻度焦虑、抑郁有时并不需要药物治疗，可以"话疗"。药物治疗让患者的躯体症状缓解后，进一步的心理治疗可以通过改善患者的认知，改变乳腺癌患者的行为，有效缓解患者的焦虑、抑郁情绪。其中，行为认知疗法、正念疗法、催眠疗法、团体治疗、人际关系治疗、婚姻及家庭治疗等心理治疗都是常用的方法，可以帮助患者缓解焦虑、抑郁情绪，改善治疗的依从性，纠正焦虑、抑郁继发的各种不良社会性后果，使患者达到心理社会功能和职业功能康复。

（3）物理治疗：如改良电休克治疗、重复经颅磁刺激治疗。

（4）其他治疗：腹式呼吸、渐进性肌肉放松法，可帮助患者缓解焦虑情绪。适当运动可以缓解患者焦虑、抑郁情绪，还可以改善患者的免疫力。音乐疗法也是有效的。

乳腺癌患者常出现消化不良症状，放化疗期间主要因放化疗药物的作用，常合并器质性消化系统疾病，如急性糜烂性胃炎、胃溃疡、胃食管反流病、继发感染等；同时乳腺癌患者常合并焦虑、抑郁情绪，患者会重叠功能性消化不良的表现。基于现今提倡的生物-心理-社会医学模式，对于乳腺癌合并消化不良的诊治应认识到疾病的生理和心理因素，提供一个以多学科协作为基础的平台，这个多学科协作团队应包括乳腺外科、消化科、精神心理科医生，志愿者及经过心理培训的护士，旨在通过协作使患者身心同治，提高患者的生活质量，同时也可降低医疗费用，做到医患双赢。

（罗　玲　陈晓辉）

参 考 文 献

胡巧萍, 陈晓洁, 2017. 病友志愿者同伴支持在乳腺癌患者心理康复中的作用. 重庆医学, 46 (3): 124-125.

李波, 岑慧萍, 李文娟, 等, 2019. 网络为载体的运动干预对康复期乳腺癌患者复查前焦虑抑郁的影响. 中国慢性病预防与控制, 27 (12): 921-925.

肖涵, 刘维, 荆海红, 2021. 配偶同步认知疗法对围手术期乳腺癌患者焦虑抑郁心理状况及社会支持的影响. 中国健康心理学杂志, 29 (10): 1525-1529.

杨柳, 王旭梅, 刘芳, 等, 2008. 团体心理治疗对乳腺癌改良根治术后患者焦虑抑郁情绪及生命质量的影响. 中华行为医学与脑科学杂志, 17 (5): 416-417.

张飞艳, 宋丽华, 2017. 乳腺癌患者的心理状况及其心理干预. 中华肿瘤防治杂志, 24 (3): 212-216.

张佳媛, 周郁秋, 张全志, 等, 2015. 正念减压疗法对乳腺癌患者知觉压力及焦虑抑郁水平的影响. 中华护理杂志, 50 (2): 189-193.

第十三章　乳腺癌治疗期间消化性溃疡的诊治

消化性溃疡（peptic ulcer）是指穿透消化道黏膜肌层的炎性缺损，多发生在胃及十二指肠。消化性溃疡是全球常见病，其发生与幽门螺杆菌（*Helicobacter pylori*，*Hp*）感染密切相关。由于我国人群中幽门螺杆菌的总体感染率超过 50%，消化性溃疡在我国的发病率也相对较高。其发生还与非甾体抗炎药（NSAID）的使用有关。此外，NSAID 还会增加消化性溃疡并发症的风险，加重患者病情并增大治疗难度。乳腺癌化疗、靶向治疗等也会对胃肠道黏膜造成损伤，加重或诱发消化性溃疡。本章将主要探讨乳腺癌患者治疗期间消化性溃疡的诊治。

一、病因和发病机制

消化性溃疡的发病原因和机制是多因素的，常与胃肠道黏膜的损伤及屏障修复能力差相关。与正常人相比，消化性溃疡患者的胃酸分泌量较大，导致胃液 pH 下降，胃蛋白酶过度激活，对胃肠道黏膜造成损伤。幽门螺杆菌在我国消化性溃疡患者中的检出率达 60%～90%，是消化性溃疡、胃癌的重要致病因素。部分药物的使用也与消化性溃疡的发病相关，以 NSAID 最为常见。

乳腺癌患者常用的化疗及靶向治疗等药物也可能对胃肠道黏膜造成损伤，产生不良反应。2020 年有个案报道，一名乳腺癌患者在使用奈拉替尼进行抗 HER2 治疗过程中出现腹胀、腹痛、恶心等消化道症状，内镜检查明确了十二指肠溃疡的诊断。药物不良反应相关性评估结果提示，该患者十二指肠溃疡可能是奈拉替尼相关的不良反应。一项关注奈拉替尼用药安全性的荟萃分析结果显示，腹泻、恶心及腹痛等消化道症状是奈拉替尼常见的不良反应，但并无数据显示它与消化性溃疡的发病明确相关。饮酒、吸烟等不良生活习惯是乳腺癌及消化性溃疡共同的高危因素。虽然胃肠道是乳腺癌潜在的远处转移部位，但目前尚无明确证据显示消化性溃疡的发病率与乳腺癌有相关性。

二、临床表现

消化性溃疡的典型症状是上腹疼痛，可在较长时期内反复发病，其发生通常与饥饿和进食相关。抑酸、护胃等药物多可缓解腹痛。部分患者还可能有腹胀、嗳气、反酸等症状。少数患者以消化道出血或穿孔等严重并发症为首发症状。应注意，腹部不适、消化不良等症状也是化疗、靶向药物和内分泌治疗药物的常见不良反应。因此，乳腺癌患者在全身综合治疗期间若出现消化道症状，需要仔细鉴别其诱因，避免漏诊。

消化性溃疡若未能及时诊治，可能产生严重的并发症，如上消化道出血，轻者表现为大便隐血试验阳性或黑便，重者可出现呕血或血便。当溃疡完全穿透胃肠道时，可发生消化道穿孔，表现为突发的剧烈腹痛，甚至弥漫性腹膜炎、休克等急危重症。当消化性溃疡患者出现明显的呕吐症状，且呕吐物中含有宿食时，需考虑并发幽门梗阻。

三、辅助检查

（一）实验室检查

（1）*Hp* 检测：对消化性溃疡及胃癌前病变的诊治具有重要意义。常用的非侵入性检测方法包括尿素呼气试验或粪便抗原检测，但呼气试验的结果可受到药物的干扰，出现假阴性结果。内镜检查可通过活组织尿素酶检测及组织学检查等方法判断是否存在 *Hp* 感染。

（2）血常规、大便隐血试验等常规检查可协助判断是否有消化道出血。骨髓抑制是大多数化疗药物的常见不良反应，因此乳腺癌患者在进行综合治疗期间若出现血红蛋白水平下降等血常规异常，需借助其他方法对消化道出血进行鉴别。

（二）胃镜检查

胃镜检查是明确消化性溃疡诊断的首选方法，也是诊断的金标准，可以了解病变的数量、部位及严重程度，同时可进行病理活检，并对有的患者进行止血、扩张消化道等治疗。乳腺癌及其治疗史均非胃镜检查的禁忌证。因此，乳腺癌患者在综合治疗期间如有胃镜检查的适应证，一般可以正常进行检查。

（三）影像学检查

对无法进行胃镜检查的患者，可以考虑进行 X 线钡剂造影以了解胃的运动情况并判断是否有龛影等溃疡征象，但总体效果不如内镜，临床应用越来越少。CT 对消化道穿孔的诊断具有重要意义，可以显示穿孔部位周围的炎症或积液。

四、治疗

消化性溃疡的治疗目的是去除病因、控制症状、促进溃疡愈合，并预防复发和并发症。其具体治疗方式取决于病因和溃疡的严重程度。

（一）药物治疗

（1）抗幽门螺杆菌治疗：在合并幽门螺杆菌感染的消化性溃疡患者中，根除幽门螺杆菌可提高溃疡的治愈率。一项含 2102 例消化性溃疡患者的荟萃分析显示，成功根除幽门螺杆菌感染的患者相比于持续感染者具有较高的溃疡缓解率。目前广泛倡导包含质子泵抑制剂（PPI）、铋剂及两种抗生素的四联方案。研究显示，伏诺拉生作为新型 PPI，与传统药物相比有更强的抑酸效果，与抗生素联用时具有比传统 PPI 更高的幽门螺杆菌根除率。因此，伏诺拉生目前已替代传统 PPI 成为部分地区抗幽门螺杆菌方案中的首选抑酸药物。抗幽门螺杆菌的常用抗生素包含阿莫西林、克拉霉素、甲硝唑及左氧氟沙星等，具体方案的选择需结合当地的耐药情况。

（2）如果考虑溃疡的发生与 NSAID 有关，应停用 NSAID。若因为其他因素不能停止使用 NSAID，在使用期间加用维持性 PPI 抑酸可降低溃疡并发症或复发的风险。部分晚期乳腺癌患者需要使用镇痛药物以对抗癌性疼痛。如果有消化性溃疡病史，或在使用 NSAID 期间发生消化性溃疡，则建议改用其他类镇痛药物。

（3）如果考虑溃疡的发生与 NSAID 无关，且幽门螺杆菌检测结果为阴性，则建议对无并发症的十二指肠溃疡患者给予初始 PPI 治疗 4 周，对胃溃疡或有并发症的溃疡给予 PPI 治疗 8 周。初始治疗结束后复查内镜对病情进行评估。PPI 在恶性肿瘤患者中常用于恶心、呕吐等药物不良反应的对症治疗。乳腺癌患者在进行内分泌治疗期间发生骨质疏松的风险较高。PPI 的长期使用可能影响钙的吸收，从而促进甲状旁腺激素分泌，促使破骨细胞活跃，有可能进一步增加骨质疏松及骨折的风险。同时，在一项小规模观察性研究中，该研究者发现晚期乳腺癌患者在使用内分泌治疗联合 CDK4/6 抑制剂的过程中，使用 PPI 患者的无进展生存期（progression-free survival，PFS）与未使用 PPI 的患者相比较短。但目前的循证医学证据并不足以证明 PPI 的使用影响内分泌治疗的疗效。

（4）铋剂或铝碳酸镁等胃黏膜保护剂可与 PPI 等强效抑酸药物联用治疗消化性溃疡，但不建议作为治疗药物单独使用。

（二）内镜治疗及外科手术

1. 内镜治疗　合并出血的消化性溃疡可在内镜下选择合适的止血措施，结合 PPI 的使用止血成功率较高。

2. 外科手术　当出现以下情况时需要考虑进行外科干预：①溃疡合并出血且药物治疗、内镜及血管介入治疗无效；②溃疡合并急性穿孔、慢性穿透性溃疡；③溃疡合并瘢痕性幽门梗阻且内镜治疗无效。常用的手术方式有胃大部切除术和迷走神经切断术，但目前随着药物治疗及内镜治疗有效性的提高，这两种手术的应用已逐渐减少。

（魏余贤　冯一笑）

参 考 文 献

张万岱，胡伏连，萧树东，等，2010. 中国自然人群幽门螺杆菌感染的流行病学调查. 现代消化及介入诊疗，15（3）：265-270.

Echizen H，2016. The first-in-class potassium-competitive acid blocker，vonoprazan fumarate：pharmacokinetic and pharmacodynamic considerations. Clin Pharmacokinet，55（4）：409-418.

Eser K，Önder AH，Sezer E，et al，2022. Proton pump inhibitors may reduce the efficacy of ribociclib and palbociclib in metastatic breast cancer patients based on an observational study. BMC Cancer，22（6）：516-518.

Kamada T，Satoh K，Itoh T，et al，2021. Evidence-based clinical practice guidelines for peptic ulcer disease 2020. J Gastroenterol，56（4）：303-322.

Li Z，Zou D，Ma X，et al，2010. Epidemiology of peptic ulcer disease：endoscopic results of the systematic investigation of gastrointestinal disease in China. Am J Gastroenterol，105（12）：2570-2577.

Naranjo CA，Busto U，Sellers EM，et al，1981. A method for estimating the probability of adverse drug reactions. Clin Pharmacol Ther，30（3）：239-245.

Ren S，Cai P，Liu Y，et al，2022. Prevalence of *Helicobacter pylori* infection in China：a systematic review and meta-analysis. J Gastroenterol Hepatol，37（3）：464-470.

Sakurai K，Suda H，Ido Y，et al，2017. Comparative study：vonoprazan and proton pump inhibitors in *Helicobacter pylori* eradication therapy. World J Gastroenterol，23（4）：668-675.

Tao Z，Li SX，Shen K，et al，2019. Safety and efficacy profile of neratinib：a systematic review and meta-analysis of 23 prospective clinical trials. Clin Drug Investig，39（1）：27-43.

第十四章　乳腺癌治疗期间萎缩性胃炎的诊治

2019 年我国慢性胃炎诊疗指南采纳了国际通用的新悉尼系统（update Sydney system）分类标准，将慢性胃炎分成非萎缩性（non-atrophic）、萎缩性（atrophic）和特殊类型（special form）三大类。其中，萎缩性胃炎是指胃黏膜已发生萎缩性改变，可再分为多灶萎缩性（multifocal atrophic）和自身免疫性（autoimmune）胃炎两大类，前者萎缩改变呈胃内多灶性分布，但以胃窦为主，多由幽门螺杆菌（Hp）感染发展而来，后者萎缩改变主要位于胃体部，多由自身免疫引起的胃体胃炎发展而来。萎缩性胃炎患者胃黏膜表面反复受到损害后导致黏膜固有腺体萎缩，甚至消失，出现黏膜肌层增厚的常见病理改变。由于腺体萎缩或消失，胃黏膜不同程度地变薄，并常伴有肠上皮化生、炎症反应及不典型增生。该病是消化系统常见疾病之一，在我国一般人群中，慢性胃炎的发病率较高，其中萎缩性胃炎占受检人数的 13.8%，少数萎缩性胃炎可演变为胃癌。

一、病因和发病机制

1. Hp 感染　是萎缩性胃炎的主要病因。Hp 感染有明显的季节分布特征，以 7~8 月为高峰，中国内地、中国香港、越南、印度人群 Hp 的感染率分别为 60%、50%、40%、70%。Hp 感染与萎缩性胃炎的关系符合 Koch 病原体 4 项基本法则：①80%~95%的萎缩性胃炎患者胃黏膜中有 Hp 感染，而 5%~20%的 Hp 阴性率则反映了萎缩性胃炎的多样性；②Hp 相关性胃炎患者 Hp 的胃内分布与炎症反应一致；③根除 Hp 可使胃黏膜炎症反应消退，一般中性粒细胞消退较快，淋巴细胞、浆细胞消退需要较长时间；④志愿者和动物模型研究已证实 Hp 感染可引起萎缩性胃炎。

Hp 经口进入胃内，附着于胃窦部黏液层，依靠其鞭毛穿过黏液层，定植于黏液层与胃窦黏膜上皮细胞表面。Hp 的尿素酶分解尿素产生氨，中和反渗入黏液内的胃酸，形成有利于 Hp 定植的微环境，使感染慢性化。Hp 凭借其产生的氨及空泡毒素导致胃黏膜上皮损伤，诱发上皮细胞释放炎症介质，进而损伤胃黏膜，菌体细胞壁抗原通过抗原模拟或抗原交叉引起自身免疫反应损伤。

2. 十二指肠液反流　幽门功能障碍、消化吸收不良等致十二指肠液反流，反流物的长期作用可导致胃黏膜慢性炎症。

3. 自身免疫因素　除盐酸外，胃体腺壁细胞还分泌一种黏蛋白，称为内因子，它能与食物中的维生素 B_{12}（外因子）形成复合物，使之不被酶消化，到达回肠后，

维生素 B_{12} 得以吸收。当体内出现针对壁细胞或内因子的自身抗体时，作为靶细胞的壁细胞总数减少，胃酸分泌减少、内因子不能发挥正常功能，导致维生素 B_{12} 吸收不良，出现巨幼红细胞贫血，也称为恶性贫血。自身免疫性萎缩性胃炎常常具有一定的遗传易感性。

4. 胃黏膜营养因子缺乏和其他损伤因素　长期消化吸收不良、食物单一、营养缺乏均可使胃黏膜修复再生功能降低、炎症慢性化、上皮增殖异常及胃腺萎缩。长期摄入粗糙或刺激性食物、酗酒、长期服用非甾体抗炎药、慢性疾病导致的胃黏膜微循环障碍等均可引起萎缩性胃炎，并可与 Hp 损伤起协同作用。

乳腺癌患者在治疗期间，长期肠外营养、院内感染 Hp、术前术中术后服用非甾体抗炎药及化疗药物引起的胃肠道不良反应等，均可导致患者出现萎缩性胃炎，如何预防和治疗萎缩性胃炎是乳腺癌患者综合治疗不可或缺的部分。

二、诊断

1. 临床表现　多数乳腺癌患者合并萎缩性胃炎并无明显胃肠道症状，有症状者主要表现为中上腹不适或疼痛、饱胀、嗳气、泛酸、恶心、食欲减退等，这些非特异性消化不良症状多无节律性，其严重程度与内镜所见及病理组织学分级无明显相关性。伴有恶性贫血者可出现全身衰弱、疲软、厌食、体重减轻、贫血等症状。萎缩性胃炎体征多不明显，有时上腹部有轻压痛。

2. 辅助检查

（1）内镜检查：内镜检查和胃黏膜活检是确诊萎缩性胃炎的主要手段。萎缩性胃炎内镜下可见黏膜红白相间，以白相为主，皱襞变平甚至消失、部分黏膜血管显露，可伴有黏膜颗粒或结节状等表现。根据内镜下病变分布，萎缩性胃炎可分为胃窦炎、胃体炎、全胃炎胃窦为主或全胃炎胃体为主。放大内镜结合化学或电子染色技术，能清楚地显示胃黏膜微小结构，对胃炎的诊断和鉴别诊断、早期发现上皮内瘤变和上皮肠化生具有一定的价值。共聚焦激光显微内镜对胃黏膜的观察可达到细胞水平，能够实时辨认胃小凹、上皮细胞、杯状细胞等细微结构的变化，对萎缩性胃炎的诊断和组织学变化分级具有重要的参考价值。

（2）Hp 感染检测：Hp 感染是萎缩性胃炎的主要病因，建议常规检测。

1）侵入性检测

A. 快速尿素酶试验（rapid urease test，RUT）：敏感性和特异性为 88%～98%，具有快速、简便及费用低等优点。

B. 胃黏膜组织学：HE 染色观察 Hp，Warthin-Starry 银染、改良吉姆萨染色、免疫组化染色等特殊染色方法较 HE 染色 Hp 检出率高。

C. 其他：Hp 培养、基因检测聚合酶链反应（PCR）、寡核苷酸探针杂交等方法，但比较复杂且费用较高。

2）非侵入性检测

A. ^{13}C-或 ^{14}C-尿素呼气试验（urea breath test，UBT）：敏感性和特异性为 90%～99%，为根除 *Hp* 治疗后复查的首选方法。

B. 粪便 *Hp* 抗原检测：敏感性为 89%～96%，特异性为 87%～94%。

C. 血清、唾液及尿液等分泌物抗体检测。

（3）胃泌素和胃蛋白酶原检测：慢性胃体萎缩者血清胃泌素 G17 水平显著升高，胃蛋白酶原 Ⅰ 或胃蛋白酶原 Ⅰ 和 Ⅱ 的比值降低；胃窦萎缩者，G17 水平降低，胃蛋白酶原正常；全胃萎缩者则两者均降低。因此，血清胃泌素和胃蛋白酶原检测有助于判断胃黏膜有无萎缩和萎缩的部位。

（4）抗壁细胞抗体、内因子抗体及维生素 B_{12} 检测：适用于怀疑自身免疫性萎缩性胃炎者。抗壁细胞抗体、内因子抗体阳性有助于自身免疫性萎缩性胃炎的诊断。正常人空腹血清维生素 B_{12} 的浓度为 300～900ng/L，维生素 B_{12}<200ng/L 和内因子抗体阳性有助于恶性贫血的诊断。

3. 鉴别诊断　消化不良症状可以发生于食管疾病、消化性溃疡、上消化道肿瘤和肝胆胰疾病等。若伴有明显的食欲减退、消瘦、贫血、节律性腹痛等症状，需要排除上述疾病后方能考虑慢性胃炎诊断，并进行胃镜及胃壁黏膜活检以确诊。

（1）消化性溃疡：除了消化不良症状外，多数有慢性、节律性、周期性的上腹痛病史；胃镜检查可发现胃或十二指肠溃疡。

（2）胃癌：此病可有上腹痛和消化不良症状，但后者更明显，多数伴有"报警"症状（如体重下降、明显食欲减退、消化道出血等）；胃镜检查及活检可明确诊断。

（3）胃食管反流病：此病除了消化不良症状外，反流症状（如反酸、胃灼热）更为明显，且进食后于夜间加重；胃镜和食管 24h 动态胃酸监测可以明确诊断。

（4）肝胆胰疾病：本组疾病仅有消化不良症状时不易与萎缩性胃炎鉴别。需要进一步完善血液检查及腹部超声、CT 或 MRI 等影像学检查以明确诊断。

三、治疗

1. 一般治疗　萎缩性胃炎的治疗目的是缓解症状和改善胃黏膜组织的不良改变。大多数成人胃黏膜均有非活动性、轻度慢性浅表性胃炎，若 *Hp* 阴性，可被视为生理性黏膜免疫反应，不需要药物治疗。萎缩性胃炎波及黏膜全层、伴活动性炎症或出现肠上皮化生、假幽门腺化生、萎缩及上皮内瘤变等状态则需要治疗。

2. 药物治疗

（1）病因治疗

1）*Hp* 相关胃炎：对有胃黏膜萎缩、糜烂，有消化不良症状或胃癌家族史者

建议根除 *Hp*。根除 *Hp* 可改善胃黏膜组织损伤，可减缓癌变进程和降低胃癌发生率，最佳的干预时间为胃癌前状态（包括萎缩、肠上皮化生和上皮内瘤变）发生前。推荐包含铋剂的四联药物组合（质子泵抑制剂+铋剂+2 种抗生素）作为经验性治疗根除 *Hp* 的一线方案，*Hp* 根除率可达到 85%～94%。该方案中，质子泵抑制剂可在奥美拉唑、雷贝拉唑、兰索拉唑、泮托拉唑、艾普拉唑等药物中任意选择一种，铋剂可选择枸橼酸铋钾或果胶铋，抗生素可选择阿莫西林、四环素、甲硝唑、克拉霉素、呋喃唑酮、左氧氟沙星等，因为每种方案均包含质子泵抑制剂和铋剂，所以不同的治疗方案可选择不同的抗生素进行组合，以上药物可分别组成 7 种经典根除 *Hp* 的治疗方案，其中包含左氧氟沙星的方案不作为初始治疗的首选，7 种方案的最佳治疗时间均为 10～14 天。

2）十二指肠液反流和非甾体抗炎药相关胃炎：前者可使用助消化、改善胃肠动力和中和胆汁等药物；后者尽可能停用或减少使用非甾体抗炎药，必要时使用质子泵抑制剂或前列腺素制剂。

3）自身免疫性胃炎：尚无特异性治疗方法，可使用维生素 B_{12} 纠正贫血，必要时可考虑使用糖皮质激素等。

（2）对症治疗：适度使用抑制胃酸（H_2 受体拮抗剂或质子泵抑制剂）、中和胃酸（铝碳酸镁、硫糖铝等）和保护胃黏膜等药物，减弱胃酸的刺激因素，保护胃黏膜；还可使用胃肠动力药、消化酶等缓解消化不良症状。

（3）癌前状态处理：有研究提示口服选择性 COX-2 抑制剂对胃黏膜肠上皮化生、萎缩及异型增生的逆转有一定的益处，也可适量补充复合维生素和含硒食物等。

3. 手术治疗　对药物不能逆转的高级别上皮内瘤变，在确定没有淋巴结转移时，可在胃镜下行黏膜下剥离术，并应定期随访。对药物不能逆转的高级别上皮内瘤变伴有局部淋巴结肿大时，应考虑外科手术（腹腔镜下胃局部切除或胃大部切除术等）治疗。

四、预后及预防

肠上皮化生通常难以逆转；部分患者萎缩可以改善或逆转；异型增生虽也可逆转，但重度者易癌变。对有胃癌家族史、食物营养单一、常食熏制或腌制食品的乳腺癌患者，需警惕肠上皮化生、萎缩及不典型增生向胃癌进展。乳腺癌患者在住院及术后恢复阶段，食物应多样化，避免偏食，注意补充多种营养物质；不吃霉变食物；少吃熏制、腌制、富含硝酸盐和亚硝酸盐的食物，多吃新鲜食品；避免过于粗糙、浓烈、辛辣的食物并戒烟酒；保持良好心态及充足的睡眠。

（黄剑波　李　凡）

参 考 文 献

中华医学会，中华医学会杂志社，中华医学会消化病学分会，等，2020.慢性胃炎基层诊疗指南（实践版·2019）. 中华全科医师杂志，19（9）：776-782.

Annibale B，Esposito G，Lahner E，2020. A current clinical overview of atrophic gastritis. Expert Rev Gastroenterol Hepatol，14（2）：93-102.

Crowe SE，2019. *Helicobacter pylori* infection. N Engl J Med，380（12）：1158-1165.

Gravina AG，Zagari RM，De Musis C，et al，2018. *Helicobacter pylori* and extragastric diseases：a review. World J Gastroenterol，24（29）：3204-3221.

Lahner E，Zagari RM，Zullo A，et al，2019.Chronic atrophic gastritis：natural history，diagnosis and therapeutic management. A position paper by the Italian Society of Hospital Gastroenterologists and Digestive Endoscopists [AIGO]，the Italian Society of Digestive Endoscopy [SIED]，the Italian Society of Gastroenterology [SIGE]，and the Italian Society of Internal Medicine [SIMI]. Dig Liver Dis，51（12）：1621-1632.

Li Y，Xia R，Zhang B，et al，2018. Chronic atrophic gastritis：a review. J Environ Pathol Toxicol Oncol，37（3）：241-259.

Liu Q，Ding L，Qiu X，et al，2020. Updated evaluation of endoscopic submucosal dissection versus surgery for early gastric cancer：a systematic review and meta-analysis. Int J Surg，73：28-41.

Lu H，Zhang W，Graham DY，2013. Bismuth-containing quadruple therapy for *Helicobacter pylori*：lessons from China. Eur J Gastroenterol Hepatol，25（10）：1134-1140.

Neumann WL，Coss E，Rugge M，et al，2013. Autoimmune atrophic gastritis—pathogenesis，pathology and management. Nat Rev Gastroenterol Hepatol，10（9）：529-541.

Rodriguez-Castro KI，Franceschi M，Noto A，et al，2018. Clinical manifestations of chronic atrophic gastritis. Acta Biomed，89（8-S）：88-92.

Shah SC，Piazuelo MB，Kuipers EJ，et al，2021. AGA clinical practice update on the diagnosis and management of atrophic gastritis：expert review. Gastroenterology，161（4）：1325-1332.

Wu TS，Hu HM，Kuo FC，et al，2014. Eradication of *Helicobacter pylori* infection. Kaohsiung J Med Sci，30（4）：167-172.

第十五章　乳腺癌治疗期间消化道出血的诊治

消化道出血（gastrointestinal bleeding）是常见的急诊病症。根据出血点的位置，以十二指肠悬韧带（Trietz 韧带）为界可分为上消化道出血（upper gastrointestinal bleeding，UGIB）和下消化道出血（lower gastrointestinal bleeding，LGIB），其中上消化道出血较为常见，住院率也更高。消化道出血若未得到及时诊治，可能导致贫血、休克等后果，危及患者生命。乳腺癌的综合治疗包含手术、放疗、化疗、靶向治疗及内分泌治疗等多种方法。消化道症状是多种抗乳腺癌药物治疗的常见不良反应，消化道出血少见，多与乳腺癌在胃肠道形成的继发病灶有关。本章将主要探讨乳腺癌治疗期间消化道出血的诊治。

一、病因

消化道出血的病因较多，从病理学角度，溃疡性或糜烂性病变导致的出血比血管病变或肿瘤性病变更为常见。目前，胃炎或消化性溃疡仍然是诱发上消化道出血的最常见病因，但近年有下降趋势。出血性消化性溃疡的主要危险因素包括幽门螺杆菌（*Hp*）感染、非甾体抗炎药（NSAID）使用及生理应激等。根除 *Hp* 感染等危险因素可有效降低溃疡复发及再出血的风险。

食管炎也是引起上消化道出血的常见因素。在一个大型上消化道出血的队列研究中，食管炎的比例（13%）甚至高于消化性溃疡。糜烂性食管炎患者既往常有胃食管反流病（GERD）病史，同时可能有 NSAID、口服双膦酸盐等药物使用史等危险因素。

门静脉高压可以诱发多种具有潜在上消化道出血风险的疾病，其中包括食管胃底静脉曲张、异位静脉曲张或门静脉高压性胃病（portal hypertensive gastropathy，PHG）。但肝硬化患者出现上消化道出血并不一定与门静脉高压相关。除肝硬化以外，门静脉血栓形成、血吸虫病及肠系膜血管血栓等因素，均可导致门静脉高压及相关的静脉曲张破裂出血。伴有多发肝转移的晚期乳腺癌患者可能出现假性肝硬化（pseudocirrhosis），其病理生理机制尚未完全明确，但可诱发门静脉高压并引起消化道出血。

肿瘤性病变也是导致消化道出血的因素之一。无论是良性的息肉、脂肪瘤或平滑肌瘤还是恶性的腺癌、间质瘤或淋巴瘤，均有合并出血的风险。当消化道出血的病因考虑为肿瘤且病灶性质不明时，还需要与继发性肿瘤相鉴别。乳腺癌患者可出现不同程度的消化道出血，其原因包括继发性肿瘤及化疗或靶向药物所导致的不良反应。乳腺癌治疗药物可以影响患者的凝血功能而引起出血。恶性肿瘤患者多处于高凝状态，手术及麻醉等应激反应可能诱发静脉血栓形成。另外，如输液港一类的经外周或中心静脉的植入性导管系统在乳腺癌的辅助治疗过程中的应用越来越广泛，它在提高便捷性和舒适度的同时也增加了静脉血栓形成的风险。针对乳腺癌治疗期间发生的静脉血栓形成，抗凝药物是常规推荐治疗药物，这也增加了消化道出血的风险。同时，目前广泛应用于乳腺癌综合治疗的铂类药物和 T-DM1 等靶向药物均可诱发严重的血小板计数下降，导致患者出血风险增加。

痔和肛裂是引起下消化道出血的常见原因。其他如血管发育不良、血管畸形、胃窦血管扩张症、过敏性紫癜、缺血性肠病、息肉综合征、食管贲门黏膜撕裂综合征[esophageal and cardiac mucosa laceration syndrome，又称马洛里-魏斯综合征（Mallory-Weiss syndrome）]或医源性损伤也可引起消化道出血。

二、临床表现

消化道出血的临床表现取决于出血的部位、性质、速度及总量。上消化道出血多表现为呕血及黑便。暗红色血便或鲜血便往往提示出血的部位在下消化道，但当上消化道出血量较大时也可出现。出血量较大时，部分患者可在短时间内出现低热的症状，通常可自行恢复。急性大量失血还可诱发循环衰竭，表现为头晕、心悸、乏力、晕厥、血压下降等，严重者可出现休克。因此，对考虑存在消化道出血的患者需要及时并准确地评估病情。

三、辅助检查

（一）实验室检查

血常规、呕吐物或大便隐血试验可帮助明确消化道出血的诊断。必要时可对血红蛋白浓度、红细胞计数及血细胞比容进行连续监测，以协助判断出血是否停止。生化检验有助于反映肝功能，为出血的原因提供参考依据。

（二）内镜检查

内镜检查是明确消化道出血部位、原因及实时状态的首选方法。内镜下不仅可进行有效的止血，还能观察病灶的形态并进行活检明确其性质，指导后续治疗。风险程度较高的急性上消化道出血应在出血后 24h 内进行内镜检查，必要时可重复内镜检查及内镜下进行止血治疗。

对于小肠出血的患者，胶囊内镜较常规胃肠镜检查的检出率更高。无论是常规胃肠镜还是胶囊内镜，重复检查均能提高诊断率。小肠镜检查也是小肠疾病诊治的主要检查手段，能实现取活检及内镜下治疗等操作。

（三）影像学检查

传统 X 线钡剂造影有助于发现肠道憩室及较大的肿物，但可能影响后续内镜及造影等检查，目前已较少应用。当内镜未能发现出血位点但不能排除消化道出血时，可行腹部增强 CT 或血管造影检查协助判断病因。

（四）介入检查

非静脉曲张性上消化道出血，可进行选择性血管造影以寻找出血部位。常规可选择的血管包括胃左动脉、胃十二指肠动脉、脾动脉和胰十二指肠动脉。检查过程中可在出血部位注射血管收缩药物或直接行经导管动脉栓塞术。

四、治疗

（一）一般支持治疗

消化道大出血或病情的严重程度不明确时，应严密监测患者的生命体征，定期复查血红蛋白等指标。当血流动力学不稳定时，需积极建立有效静脉通道并补充血容量，以维持组织灌注。必要时应紧急输血。正在接受化疗或靶向治疗的乳腺癌患者若出现由药物引起的血小板计数下降，需根据不良事件的严重程度采取药物减量或停药措施。

（二）内镜下治疗

内镜不仅可以观察判断出血的部位和病灶的性质，还可以同时通过氩离子凝固术（argon plasma coagulation，APC）、金属夹止血、黏膜下药物注射等方法进行有效止血。必要时可联合采用多种方法，显著降低再出血和死亡的风险。

（三）血管栓塞治疗

血管栓塞治疗适用于活动性出血。对于憩室引起的出血，血管栓塞作为一线治疗方法成功率可达到 85%。但对于其他原因诱发的出血，血管栓塞的成功率相对较低，并且早期再出血的发生率为 22%。总体上，血管造影栓塞的诊断率和治疗成功率低于内镜，而且并发症发生率较高。

（四）药物治疗

消化道出血常用的药物包括质子泵抑制剂（PPI）、H_2 受体拮抗剂、生长抑素或奥曲肽、糖皮质激素等。对于原因不明的急性上消化道出血，在无法及时进行内镜干预的情况下，可采用 PPI 联合生长抑素等药物的经验性用药，尽可能在后续治疗进行前延缓病情进展。氨甲环酸、凝血酶或维生素 K 等止血药物在消化道出血中的效果目前缺乏有力的证据。静脉曲张引起的消化道出血应预防性使用抗感染药物，可降低感染和再出血的风险。

（五）手术治疗

经内镜、介入或药物治疗后仍未能有效止血时，可考虑手术探查。其他手术指征包括合并肿瘤、消化道穿孔、消化道梗阻等情况。术前应尽可能明确出血位点，避免盲目切除肠道。

（魏余贤　冯一笑）

参 考 文 献

徐军，戴佳原，尹路，2021. 急性上消化道出血急诊诊治流程专家共识. 中国急救医学，41（1）：1-10.

Assi H，Abdel-Samad N，2014. Severe gastrointestinal hemorrhage during targeted therapy for advanced breast carcinoma. Curr Oncol，21（5）：732-735.

Balderas V，Bhore R，Lara LF，et al，2011.The hematocrit level in upper gastrointestinal hemorrhage：safety of endoscopy and outcomes. Am J Med，124（9）：970-976.

Gralnek IM，Camus Duboc M，Garcia-Pagan JC，et al，2022. Endoscopic diagnosis and management of esophagogastric variceal hemorrhage：European Society of Gastrointestinal Endoscopy（ESGE）Guideline. Endoscopy，54（11）：1094-1120.

Gralnek IM，Stanley AJ，Morris AJ，et al，2021. Endoscopic diagnosis and management of nonvariceal upper gastrointestinal hemorrhage（NVUGIH）：European Society of Gastrointestinal Endoscopy（ESGE）Guideline-Update 2021. Endoscopy，53（3）：300-332.

Khanna A，Ognibene SJ，Koniaris LG，2005. Embolization as first-line therapy for diverticulosis-related massive lower gastrointestinal bleeding：evidence from a meta-analysis. J Gastrointest Surg，9（3）：343-352.

Liu Y，Hiramoto B，Kwok J，et al，2021. Taxane-induced upper gastrointestinal bleeding. Case Rep Oncol，14（3）：1373-1379.

Lyles T，Elliott A，Rockey DC，2014. A risk scoring system to predict in-hospital mortality in patients with cirrhosis presenting with upper gastrointestinal bleeding. J Clin Gastroenterol，48（7）：712-720.

Reiman T，Butts CA，2001. Upper gastrointestinal bleeding as a metastatic manifestation of breast cancer：a case report and review of the literature. Can J Gastroenterol，15（1）：67-71.

Strate LL，Naumann CR，2010. The role of colonoscopy and radiological procedures in the management of acute lower intestinal bleeding. Clin Gastroenterol Hepatol，8（4）：333-343；quiz e44.

第十六章　乳腺癌治疗期间肠梗阻的诊治

乳腺癌目前采用以外科手术治疗为主的综合治疗。患者在治疗期间若出现腹痛等消化道症状，要考虑有无胃肠道疾病，特别要警惕肠梗阻的发生。本章将讨论乳腺癌治疗期间肠梗阻的诊治。

一、肠梗阻的概念及分类

任何原因引起的肠内容物通过障碍并出现腹痛、腹胀等临床表现即为肠梗阻。

1. 按梗阻原因分类

（1）机械性肠梗阻：由于肠腔内的，或肠壁本身的，或肠腔外的各种器质性因素导致肠腔狭小或不通。

（2）动力性肠梗阻：又分为麻痹性和痉挛性两类，是由于肠道相关神经受到抑制或毒素刺激导致肠壁平滑肌功能紊乱，使肠蠕动功能丧失或肠管痉挛。其中以麻痹性肠梗阻较为常见。

（3）血运性肠梗阻：由于肠系膜血管栓塞或血栓形成等，肠管血运障碍，导致肠蠕动功能丧失。这是一种特殊类型的动力性肠梗阻。

2. 按肠壁血运有无障碍分类

（1）单纯性肠梗阻：仅有肠内容物通过受阻，而无肠管血运障碍。

（2）绞窄性肠梗阻：肠梗阻伴有肠壁血运障碍，继而可引起肠坏死、穿孔。

3. 按梗阻部位分类

（1）高位肠梗阻：空肠以上梗阻。

（2）低位肠梗阻：回肠梗阻及结肠梗阻。

4. 按梗阻程度分类

（1）完全性肠梗阻：肠内容物全部不能通过，肛门完全停止排气排便。

（2）不完全性肠梗阻：肠内容物通过不畅，梗阻以下结肠内尚可见气体存在。

二、乳腺癌治疗期间肠梗阻的诊断要点

（一）初步判断是否有肠梗阻

1. 症状　腹痛、腹胀、呕吐及肛门停止排气排便是肠梗阻的四大典型症状。但由于患者个体感受差异及梗阻本身发生的病理生理各不相同，四大症状出现的时间及轻重表现也各有特点。

（1）腹痛：机械性肠梗阻时腹痛较明显，常为腹部绞痛，呈间歇性阵发性绞痛。麻痹性肠梗阻时腹痛较轻，为胀痛或腹部不适感，呈持续性而无阵发性腹痛。若出现绞窄性肠梗阻，则腹痛程度更剧烈，间歇时间更短。

（2）腹胀：一般发生在腹痛之后，其程度与梗阻部位有关。高位肠梗阻腹胀不明显，低位肠梗阻及麻痹性肠梗阻时腹胀显著，往往遍及全腹。

（3）呕吐：高位肠梗阻呕吐出现较早且频繁，呕吐物为胃十二指肠内容物及消化液。低位肠梗阻呕吐出现较晚甚至无呕吐，呕吐物初期为胃内容物，后期则为积蓄在肠内并经发酵、腐败带粪臭样的肠内容物。已发生绞窄的肠梗阻，呕吐物可以呈棕褐色或血性。

（4）肛门停止排气排便：有无停止排气排便取决于梗阻是否完全。停止排气排便表示梗阻完全或近于完全。

2. 体征

（1）腹部体征

1）视诊：腹部隆起，麻痹性肠梗阻时腹部隆起均匀，高位机械性肠梗阻时腹部隆起不明显，低位机械性肠梗阻时全腹明显隆起，有时可见胃型、肠型或蠕动波。若出现腹部隆起不对称，则有肠绞窄的可能。

2）听诊：机械性肠梗阻时肠鸣音亢进，有气过水声或高调金属音，麻痹性肠梗阻时则肠鸣音减弱或消失。

3）触诊：单纯性肠梗阻因肠管膨胀可有轻度压痛，但无肌紧张，绞窄性肠梗阻时腹部有固定性压痛和腹膜刺激征，压痛最明显处常为绞窄的肠袢。

4）叩诊：多为鼓音，若为绞窄性肠梗阻，腹腔大量渗液，移动性浊音可呈阳性。

5）直肠指检：应常规检查，有时扪及直肠肿块或盆腔肿块，其可能是引起梗阻的病因。

（2）全身体征

1）单纯性肠梗阻早期无明显全身体征，若病情发展，可因呕吐、脱水导致电解质紊乱而出现相应的全身体征。

2）绞窄性肠梗阻可出现全身中毒症状甚至休克。

3. 辅助检查

（1）实验室检查

1）血常规、尿常规检查：白细胞计数、血红蛋白及血细胞比容可大致正常或升高，尿比重也可升高。

2）血气分析、电解质及肝肾功能检查：可了解酸碱失衡、电解质紊乱和肝肾功能的状况。

3）呕吐物和粪便检查：有大量红细胞或隐血阳性应考虑有肠壁血运障碍。

（2）影像学检查：可以采用腹部 X 线、CT 等检查。一般在肠梗阻发生 4～6h

后，影像学检查可显示出梗阻近端肠腔内胀气和气液平面。有时 CT 能发现近端扩张的肠管与远侧瘪陷的肠管。

（二）梗阻的原因：是机械性还是动力性

（1）机械性肠梗阻较常见，一般起病急，腹痛、腹胀、呕吐、肛门停止排气排便的症状明显；而麻痹性肠梗阻一般有引起肠麻痹的病因，主要表现为腹胀，无阵发性绞痛。

（2）机械性肠梗阻有时可见胃型、肠型或蠕动波，肠鸣音亢进；而麻痹性肠梗阻无肠型和蠕动波，肠鸣音减弱或消失。

（3）腹部 X 线和 CT 检查对二者鉴别很有价值。麻痹性肠梗阻显示大、小肠全部充气扩张；而机械性肠梗阻胀气限于梗阻以上的部分肠管，即使晚期并发肠绞窄和麻痹，结肠也不会全部胀气。

（三）梗阻的血运：是单纯性还是绞窄性

这点极为重要，关系到治疗方案的选择和患者的预后。机械性肠梗阻易发展为绞窄性肠梗阻。有下列表现者应考虑绞窄性肠梗阻的可能，必须尽早手术治疗。

（1）腹痛发作急骤，初始即为持续性剧烈疼痛，或在阵发性绞痛之间仍有持续性疼痛，有时出现腰背部痛。

（2）病情发展迅速，早期即出现休克，抗休克治疗症状改善不明显。

（3）有腹膜刺激体征，发热、脉率增快、白细胞计数升高。

（4）腹胀不对称，腹部局部隆起或触及有压痛的肿块（孤立胀大的肠袢）。

（5）呕吐物、胃肠减压液、肛门排出物及腹腔穿刺液为血性液体。

（6）腹部 X 线检查见孤立胀大的肠袢。

（7）经积极的非手术治疗，症状和体征无明显改善。

（四）梗阻的部位：是高位还是低位

1. 高位机械性小肠梗阻　呕吐发生早而频繁，腹胀不明显。

2. 低位小肠梗阻　腹胀明显，呕吐出现晚、次数少，呕吐物可为粪臭样物。腹部 X 线检查见扩张的肠袢在腹中部呈阶梯状排列。

3. 结肠梗阻　腹胀明显，呕吐不明显。腹部 X 线检查见胀大的肠袢分布在腹部周围，结肠袋胀气的影像在梗阻部位突然中断。

（五）梗阻的程度：是完全还是不完全性

1. 完全性肠梗阻　呕吐频繁，低位梗阻时腹胀明显、完全停止排气排便。腹部 X 线检查见梗阻以上肠袢明显充气扩张，梗阻以下结肠内无气体。

2. 不完全性肠梗阻　呕吐与腹胀均较轻，腹部 X 线检查见肠袢充气扩张不明显，结肠内可见气体。

（六）梗阻的病因

患者的临床表现和既往病史是判断梗阻病因的重要线索。乳腺癌患者治疗期间出现肠梗阻表现，按照以上几点明确肠梗阻诊断后，可根据患者的病史特点进一步分析梗阻的具体病因。

1. 乳腺癌消化道转移致肠梗阻　乳腺癌晚期复发转移患者或乳腺癌确诊后多年出现肠梗阻，且为机械性肠梗阻，应考虑乳腺癌消化道转移致肠梗阻的可能。

癌性肠梗阻多继发于结直肠癌（25%～40%）、卵巢癌（16%～29%）、胃癌（6%～19%）等恶性肿瘤。少数患者继发于乳腺癌等非原发于腹腔的肿瘤。原发性乳腺癌常见转移途径是淋巴道转移和血行转移，常见转移部位是局部及远处淋巴结、骨、肺、肝和脑，以胃肠道转移作为首发转移部位少见。文献报道，乳腺癌的消化道转移占全部乳腺癌转移的 6%～18%，具体部位无特异性，乳腺小叶癌常发生胃肠道转移。乳腺癌消化道转移与消化道原发肿瘤临床症状相似，包括腹痛、腹胀、恶心和呕吐、早饱、消化不良、体重减轻、消化道出血、贫血或疲劳。有些患者会出现肠梗阻表现，甚至因肠梗阻急诊就诊明确消化道转移。Elena Bolzacchini 等通过查阅 MEDLINE（1975～2020 年）和 EMBASE（1975～2020 年）电子数据库乳腺癌消化道转移的文献，发现大肠转移占 51%、小肠转移占 49%，患者的中位年龄为 61 岁，最常见的病理类型为浸润性小叶癌及浸润性导管癌。一半以上病例为明确乳腺癌诊断后 7.2 年出现消化道转移，部分病例因肠梗阻、出血或穿孔急诊就诊后通过内镜和（或）影像学检查发现。

2. 乳腺癌化疗致肠梗阻　乳腺癌患者化疗期间出现肠梗阻，且为麻痹性肠梗阻，应考虑化疗所致肠梗阻。此类由化疗药物毒性和（或）化疗辅助药物副作用引起的肠梗阻可称为化疗相关性肠梗阻。与大多数化疗药物一样，乳腺癌化疗药物如紫杉醇及长春碱类均可诱发恶心、呕吐、腹胀、便秘等胃肠道反应，它可掩盖肠梗阻的症状。当患者频繁呕吐，内容物为宿食，腹胀呈进行性加重，伴有腹痛及肛门停止排气排便时，应警惕肠梗阻的发生，需进一步检查明确诊断，以免误诊而延误治疗。化疗药除引起骨髓毒性外，还有神经毒性，导致肢体末端麻木及疼痛等周围神经炎表现，以及自主神经毒性表现，如肠麻痹引起的便秘，甚至麻痹性肠梗阻。

另外，患者化疗中常常使用格拉司琼或托烷司琼类止吐药物，其副作用主要是便秘，而大便不畅极易导致肠梗阻。乳腺癌患者化疗期间因呕吐、食欲减退等易引起胃肠功能紊乱及低钾血症，如未及时处理可发生麻痹性肠梗阻。患者化疗期间给予高蛋白、高脂饮食，但膳食纤维摄入不足，并且长期卧床缺乏活动易引起肠蠕动减少，发生便秘甚至麻痹性肠梗阻。

3. 乳腺癌围手术期致肠梗阻　乳腺癌患者手术期间出现肠梗阻，在排除乳腺癌消化道转移或肠道本身疾病所致后，考虑为乳腺癌围手术期肠梗阻，一般系麻痹性肠梗阻。主因术后长期卧床引起肠蠕动减少，或因手术后进食、补液不足所致低钾血症，逐渐出现便秘甚至肠麻痹。术后疼痛是影响患者术后康复的重要原因，传统阿片类药物有较好的镇痛效果，但可导致恶心、呕吐甚至肠麻痹等不良反应。有报道，乳腺癌保乳术同期行腹腔镜下大网膜重建的手术，此类手术后出现的肠梗阻除麻痹性肠梗阻外，也要警惕粘连性肠梗阻的可能。

4. 乳腺癌合并肠道本身疾病致肠梗阻　乳腺癌治疗期间出现肠梗阻时，除上述情况外，还应排除肠道本身疾病所致肠梗阻。其中以粘连性肠梗阻最为常见，患者多有腹部手术史、创伤史或腹腔炎症史。乳腺癌患者合并肠道肿瘤等多原发癌的概率增加，治疗期间发生肠梗阻也要排除肠道原发性肿瘤的可能。至于其他肠道本身疾病（如腹内疝、肠扭转等）所致肠梗阻与普通人群肠梗阻诊断要点一致。

三、乳腺癌治疗期间肠梗阻的治疗要点

乳腺癌治疗期间肠梗阻诊断明确后，应根据患者病情选择保守治疗或手术治疗。例如，决定患者需要手术时，不要刻意追求术前明确肠梗阻的具体病因，如高度怀疑绞窄性肠梗阻，应及时手术，否则会造成更严重的后果。完全性肠梗阻治疗早期应密切观察患者腹部和全身情况变化，若病情进展即应手术。针对乳腺癌治疗期间肠梗阻的不同情况采取相应的治疗措施。

（一）乳腺癌消化道转移致肠梗阻的治疗

乳腺癌消化道转移致肠梗阻为癌性肠梗阻，此类患者往往已进行过多线化疗，患者一般状况较差，外科手术的机会较少。

1. 治疗原则　需要内科、外科等多学科协作制定个体化治疗方案，以综合治疗为主，手术多不适用。

2. 保守治疗　乳腺癌消化道转移多以腹膜侵犯、腹腔转移为机械性肠梗阻的发生机制，属于外压型机械性肠梗阻。通过保守治疗，外压型肠梗阻患者更容易重建和恢复肠道功能，预后也相对较好。

（1）降低肠内压力：胃肠减压是治疗肠梗阻的主要措施之一，即使决定手术治疗时，也应采用。现多使用鼻胃管减压，对低位肠梗阻，可应用肠梗阻导管。

（2）纠正水电解质紊乱和酸碱失衡：水电解质紊乱和酸碱失衡是肠梗阻最突出的生理紊乱，应及早查明给予纠正。

（3）减少消化液分泌：持续生长抑素泵入和给予抑酸剂可减少胃肠液的分泌。

（4）防治感染：给予抗生素以预防和治疗全身感染及局部感染。

（5）营养治疗：通过恰当的营养治疗稳定患者内环境，改善和恢复肠道吸收功能，改善一般状况。癌性肠梗阻的营养治疗可以归纳为"三个从、四个得"。

1）治疗过程"三个从"：①肠内营养从少量到多量，逐步过渡到全肠内营养；②从水解蛋白制剂过渡到整蛋白制剂；③从无渣肠内营养制剂逐步过渡到常规的肠内营养制剂。

2）治疗目的"四个得"：①肠道功能得到一定程度的恢复；②水电解质紊乱、酸碱失衡得到纠正；③一般状况得到明显好转；④获得再次姑息性手术或者造瘘的机会，从而提高生活质量。

3. 姑息性化疗　在保守治疗基础上，在充分评估患者身体状况和有效的营养治疗前提下，选择未曾使用过的化疗药物，以周方案或者小剂量节拍化疗的方式进行，目的为延缓肿瘤的生长，而非根治。具体药物的选择可根据患者的肿瘤种类、既往用药史和可能有效的药物进行个体化选择。

4. 肠道支架植入　若为远端结肠和直肠转移瘤所致梗阻，不能采用外科手术干预时，可考虑安放支架短时间内解除梗阻，为后续治疗提供机会。

5. 手术治疗　乳腺癌消化道转移致肠梗阻时，常为全身或腹腔内多处甚至广泛转移，患者一般情况差，生存期有限，一般不首选手术治疗。但若肠梗阻经过上述治疗后进展，高度怀疑绞窄性肠梗阻时应及时手术。另外，若通过检查证实为消化道局限性肿瘤转移造成的单一部位梗阻；或患者对进一步化疗可能会有较好疗效，且患者一般状况尚好、预期生存期＞60天，可考虑手术解除梗阻。手术方式应根据患者的状况及梗阻部位进行选择。一般以肠造瘘为主，其次为肠短路手术，一般不选择肠管切除，除非为单一转移，或肠管已坏死。

（二）乳腺癌化疗致肠梗阻的治疗

乳腺癌化疗致肠梗阻为化疗相关性肠梗阻，一般保守治疗即可缓解。结合《晚期癌症患者合并肠梗阻治疗的专家共识》及何续逊等报道的肿瘤患者化疗相关性肠梗阻程序化内科综合治疗方法，除常规的肠梗阻非手术治疗措施外，以下治疗措施需要重视。

1. 胃肠减压　乳腺癌化疗致肠梗阻患者因梗阻及化疗不良反应，常有明显的消化道症状，应尽早根据患者情况适当进行胃肠减压。

2. 加强静脉补液及营养支持治疗　乳腺癌患者化疗期间易发生胃肠道功能紊乱，出现肠梗阻后更易出现水电解质紊乱、酸碱失衡及营养不良，进一步加重肠梗阻。静脉补液及营养支持治疗，可防止水电解质紊乱等引起的肠麻痹并改善胃肠道炎症水肿，促进肠蠕动恢复。

3. 防治感染 乳腺癌化疗致肠梗阻患者肠屏障功能多被破坏，肠道内大量细菌繁殖，而且由于化疗药物对骨髓的抑制，多合并白细胞计数降低，易发生感染甚至败血症，故此类患者用第三代头孢类抗生素防治感染非常重要。

4. 通便 乳腺癌化疗致肠梗阻多为不全性梗阻，可给予开塞露、甘油灌肠剂外用，润滑并刺激肠道平滑肌，促进肠蠕动，促使粪便及气体排出，有利于解除麻痹性肠梗阻。

（三）乳腺癌围手术期致肠梗阻的治疗

乳腺癌围手术期致肠梗阻，一般为麻痹性肠梗阻，按常规的肠梗阻给予非手术治疗措施即可，主要是积极给予静脉补液及营养支持治疗，纠正水电解质紊乱、酸碱失衡及营养不良。若乳腺癌围手术期伴有腹腔手术，也要警惕粘连性肠梗阻的可能，按机械性肠梗阻予以治疗，在保守治疗无效时应积极手术干预。

（四）乳腺癌合并肠道本身疾病致肠梗阻的治疗

乳腺癌合并肠道本身疾病所致肠梗阻，以粘连性肠梗阻最为常见。其治疗与普通人群肠梗阻治疗要点一致，分为非手术治疗及手术治疗，非手术治疗为基础治疗，是否需要手术及何时手术，应根据患者全身情况、肠梗阻的临床特点及病情严重程度、非手术治疗效果等综合判断，当不能排除绞窄性肠梗阻时，应及时手术。

（贾后军）

参 考 文 献

陈二洪，梁建权，宋小宁，等，2016. 肿瘤患者化疗相关性肠梗阻程序化内科综合治疗的探讨. 临床医学工程，23（7）：931-932.

陈孝平，汪建平，赵继宗，2018. 外科学. 9 版. 北京：人民卫生出版社.

何续逊，严文跃，陈艳，等，2015. 肿瘤患者化疗相关性肠梗阻程序化内科综合治疗的探讨. 肿瘤基础与临床，28（1）：68-70.

江波，2019. 以肠道功能保护与恢复为核心的癌性肠梗阻多学科综合治疗决策. 实用临床医药杂志，23（23）：1-4.

蒋文杰，于博，赵春霖，等，2017. 乳腺癌结肠、胰尾、脾脏转移一例. 中华乳腺病杂志（电子版），11（6）：375-377.

于世英，秦叔逵，谢广茹，等，2007. 晚期癌症患者合并肠梗阻治疗的专家共识. 中华肿瘤杂志，29（8）：637-640.

Bolzacchini E, Nigro O, Inversini D, et al, 2021. Intestinal metastasis from breast cancer: presentation, treatment and survival from a systematic literature review. World J Clin Oncol, 12（5）: 382-392.

Cristaudo AT, Zhu KJ, 2017. A case report of small bowel obstruction from previously undiagnosed lobular breast carcinoma: first in Australian literature. Int J Surg Case Rep, 30（2）: 152-154.

Yang S, Li S, Yu H, et al, 2016. Metronomic chemotherapy with 5-fluorouracil and cisplatin for inoperable malignant bowel obstruction because of peritoneal dissemination from gastric cancer. Curr Oncol, 23（3）: e248-e252.

第十七章 乳腺癌治疗期间直肠和肛管炎性疾病的诊治

第一节 肛管直肠周围脓肿

乳腺癌患者因抵抗力下降，以及化疗、靶向治疗等原因，出现肛管直肠周围脓肿的概率增加。肛管直肠周围脓肿（perianorectal abscess）是指直肠肛管周围软组织内或周围间隙内发生的急性化脓性感染，并形成脓肿，简称肛周脓肿，是常见的肛管直肠疾病。其多为混合感染，常并发肛瘘。脓肿是肛管直肠周围炎症的急性期表现，而肛瘘则为其慢性期表现。

一、病因和发病机制

除化疗外，乳腺癌靶向治疗也可以引起腹泻等胃肠道反应，普遍认为，靶向治疗相对于化疗有高特异性、低毒性的优势，但仍有部分患者可发生不良反应，其中以腹泻最常见。大便次数增多是引起肛周脓肿的重要原因，肛周脓肿的感染大多来源于肛窦肛隐窝处，少数继发于肛管直肠外伤或血行感染。肛隐窝炎是常见的肛管炎，因肛隐窝开口向上，大便次数增多后，粪便易嵌入或损伤隐窝，细菌经损伤或开口直接侵入引起肛隐窝炎，炎症刺激肛门括约肌收缩，肛隐窝引流不畅，加重感染。同时，感染灶沿肛腺及淋巴引流方向扩散到肛管直肠周围间隙，形成脓肿。

二、病理和病理生理

肛周脓肿是化脓坏死性炎症，脓肿壁有大量的炎症细胞浸润，主要为中性粒细胞，基底肉芽组织增生。常见的致病菌包括大肠杆菌、金黄色葡萄球菌、链球菌和厌氧菌，也可有铜绿假单胞菌。肛周脓肿常自发破溃形成肛瘘。脓肿也可向上扩散波及坐骨直肠窝，引起坐骨直肠窝脓肿和高位肌间脓肿。

三、诊断和鉴别诊断

（一）临床表现

乳腺癌合并肛周脓肿患者，除乳腺癌局部及治疗期间的全身症状外，肛周脓肿局部症状与肛提肌相关，可以分为肛提肌上部脓肿和肛提肌下部脓肿。前者包括骨盆直肠窝脓肿、直肠后脓肿及少见的高位肌间脓肿；后者包括肛门周围脓肿和坐骨直肠窝脓肿。

肛周脓肿随部位、大小的不同，临床表现有所不同。

低位脓肿即肛提肌下脓肿，以肛门周围脓肿最为常见，常位于肛门后方或侧方皮下，一般不大，以局部症状为主，如局部红肿、发热、肛周持续性跳痛。脓肿形成后可有波动感，穿刺有脓液，肛门指诊常会诱发剧烈疼痛。

高位脓肿即肛提肌上脓肿，以全身症状为主，如畏寒、发热、头痛、食欲减退及白细胞计数升高等全身中毒症状，局部表现为直肠坠胀感，便意不尽，排便时尤感不适，常伴排尿困难，会阴部检查多无异常，直肠指检可在直肠壁上触及肿块型隆起，有压痛和波动感。诊断主要靠穿刺抽脓。

（二）辅助检查

1. 实验室检查　血常规多有白细胞和中性粒细胞计数升高。查体可见肛旁皮肤急性炎症表现，如红肿、皮温升高、有硬结伴触痛；若脓肿形成则有波动感；深部脓肿表面软组织肿胀明显。

2. 影像学检查　会阴部超声检查可以看到肛周软组织内有低回声和无回声暗区；诊断困难者可行 CT 或 MRI 检查。

3. 诊断性穿刺　行诊断性穿刺往往可以抽到脓液，确定诊断。

（三）鉴别诊断

1. 肛周寒性脓肿　多为脊柱结核脓肿从组织间隙下移至肛门周围间隙所致。

2. 肛周坏死性感染　多发生于免疫力低下或糖尿病患者；多表现为肛门疼痛、发热及败血症休克。通常无波动感和流脓。

3. 乳腺癌直肠转移　罕见，有报道 1 例浸润性小叶癌患者，治疗 11 年后出现直肠转移。

四、治疗

（一）一般治疗

在乳腺癌治疗期间因腹泻出现肛周脓肿时，应对症处理腹泻，在脓肿尚未形成时，给予理疗、卧床休息、抗生素治疗。例如，温水或 1∶5000 高锰酸钾坐浴，局部理疗促进炎症吸收。低位肛周脓肿时乳腺癌化疗可继续进行，高位肛周脓肿时，有明显全身症状，应暂停化疗。

（二）手术治疗

乳腺癌患者肛周脓肿一旦形成，应尽早切开引流；术中探查内口显露清晰者，可一并处理，以免术后形成肛瘘。脓液常规行细菌培养及药敏试验。手术方式根据脓肿位置不同而异，高位肛周脓肿须在全麻下经直肠或经坐骨直肠间隙引流，低位肛周脓肿较常见，有以下术式可选用：

（1）单纯脓肿切开引流术：在局麻或腰麻下行脓肿放射状切口，切口大小与脓肿直径相仿，充分引流脓液，分开脓肿间隔，术后填以凡士林纱条暂时压迫止血，24～48h 更换盐水纱条引流。

（2）脓肿切开引流+肛门瘘管切开：脓肿切开后，用细探针仔细检查内口，如瘘管位于皮下，未涉及外括约肌，可将瘘管切开，以敞开创面换药，达到二期愈合。

（3）脓肿切开引流+肛瘘一期挂线手术：术中探查发现瘘管穿越外括约肌浅部或深部，内口容易找到，且患者全身情况好，局部炎症不严重，可行一期切开引流+肛瘘挂线疗法。如瘘管内口很难找到，此时不能盲目寻找，以免形成假道或促进炎症扩散，应仅做切开引流，待 3 个月后，如有瘘管形成，再做肛瘘手术。

（三）并发症治疗

肛旁脓肿引流或自行破溃后，易形成肛瘘；因肛瘘手术属择期手术，在乳腺癌化疗期间不宜施行，一般在 3～4 个月后择期行肛瘘切除术。

五、预防

低位脓肿引流后，症状会迅速消失；高位脓肿常伴有全身症状，少数体弱患者可发生脓毒血症，故引流后仍需加强抗感染治疗。乳腺癌患者应有良好的饮食习惯；防治便秘和腹泻；保持肛门清洁卫生，尽量避免发生肛隐窝炎及肛周感染，并进行早诊早治。

（汲广岩　彭柏清　吴凯南）

第二节　肛　　瘘

肛瘘（anal fistula）是肛管或直肠与肛周皮肤相通的慢性肉芽肿性管道，以反复发作或经久不愈为特点。本病多见于青壮年男性，其内口多位于肛窦，少数位于直肠，可称肛管直肠瘘；外口多位于肛周皮肤，也可出现在阴道内，可为一个或多个，少数位于臀部。管壁为增厚的纤维组织，管腔表面是肉芽组织。其常在肛周脓肿破溃或切开引流后形成，主要与肛腺感染有关。肛瘘是常见的直肠肛管疾病之一。乳腺癌患者中肛瘘的发生率不高，目前暂无统计数据。有报道，1 例晚期乳腺癌患者使用依维莫司和依西美坦治疗后，引起巨细胞病毒性肠炎并导致直肠阴道瘘。

一、分类

肛瘘的分类方法很多，主要有以下两种。

（一）按瘘管的位置是否累及肛管直肠环分类

1. 高位肛瘘　瘘管位于肛管直肠环以上，即外括约肌深部以上。它又可分为高位单纯性肛瘘（只有一个瘘管）和高位复杂性肛瘘（有多个瘘口和瘘管）。乳腺癌合并肛瘘可为复杂性肛瘘，需引起注意。

2. 低位肛瘘　瘘管位于肛管直肠环以下，即外括约肌深部以下。它又可分为低位单纯性肛瘘和低位复杂性肛瘘。

（二）按瘘管和内、外口的位置与括约肌的关系分类

1. 肛管括约肌间型　多为低位肛瘘，最常见，约占 70%，多由肛周脓肿引起。瘘管穿过内括约肌间在内、外括约肌间下行，开口于肛缘皮肤。

2. 经肛管括约肌型　可为高位或低位肛瘘，约占 25%。多由坐骨肛管间隙脓肿引起。

3. 肛管括约肌上型　为高位肛瘘，较少见，约占 5%。瘘管穿过肛提肌，向下至坐骨直肠窝穿透皮肤。此型瘘管累及肛管直肠环，故治疗较困难，较容易发生并发症。

4. 肛管括约肌外型　最少见，约占 1%，是骨盆直肠窝脓肿合并坐骨直肠窝脓肿导致的结果，瘘管穿过肛提肌直接与直肠相通。这种肛瘘常有直肠原发病灶，如炎症性肠病及外伤等。

二、病因和发病机制

直肠肛管感染是肛瘘形成的主要原因，此外，肿瘤及外伤也可导致肛瘘。肛腺感染或直肠病变引起的肛周脓肿引流后易形成肛瘘。肛管直肠的一些特异性感染性疾病，如结核、炎症性肠病、性病性淋巴肉芽肿等也容易形成肛瘘。

肛瘘的主要瘘管是原发于内、外口之间的管道，有弯有直、可深可浅，大多数瘘管位于内外括约肌之间，有的经过外括约肌进入坐骨直肠窝内，少数有分支。外口是肛管直肠内脓肿破溃或切开引流部位，在肛周皮肤上，大多靠近肛门。由于细菌不断通过内口进入瘘管，瘘管迂曲、引流不充分，管壁由肉芽和纤维组织构成，故难以自愈。一般单纯性肛瘘只有一个内口和一个外口，这种类型最多见，若外口暂时封闭，引流不畅，可继发脓肿，脓肿向其他部位破溃形成另一外口。

如此反复发作，可使病变范围扩大形成多个外口，这种肛瘘称为复杂性肛瘘。

三、病理和病理生理

大体观察：肛瘘一般有内口、外口、瘘管，少数患者无外口。外口多位于肛周，其周围皮肤肿胀、色暗，局部有脓液、黏液或粪水流出。内口为感染的起始部位，肛镜检查显示其多位于齿状线附近，在后正中两侧的肛隐窝最为常见，可为单个或多个，局部凹陷或隆起。瘘管形态上有弯有直、有长有短，有的可呈盲管。

光镜下观察：瘘管壁主要是增生的纤维组织，管内壁为非特异性肉芽组织。管壁有较多的巨噬细胞、单核细胞、淋巴细胞及嗜酸性粒细胞浸润，急性炎症时还可见较多的中性粒细胞和浆细胞浸润。若为特异性感染引起的肛瘘，如结核，可见类上皮细胞、朗汉斯巨细胞和干酪样坏死。

四、诊断和鉴别诊断

（一）临床表现

外口在肛周皮肤表面，常为单个或多个，凹陷或隆起，挤压时有脓液或血性分泌物排出，浅部的瘘管可在皮下扪及一质硬条索状物，高位瘘管位置较深，不易触及。较大的高位肛瘘因瘘管位于括约肌外，不受括约肌控制，常有粪便和气体排出。分泌物的长期刺激会引起肛门部潮湿、瘙痒，有时形成湿疹。

外口的数目及与肛门的位置关系对诊断肛瘘很有帮助：外口数目越多，距离肛缘越远，肛瘘越复杂。根据 Goodsall 规律，可以依据肛瘘外口位置预测瘘管的走向和内口的位置。在肛门中点画一横线，若外口在线后方，瘘管常是弯型，且内口常在肛管后正中处；若外口在线前方，瘘管常是直型，内口常在附近的肛窦上。

直肠指检时少数患者可扪及瘘管内口似硬结，伴有压痛，按压后可见脓液排出。直肠指检可初步了解内口的位置、有无分支及其类型，内口多在齿状线附近。确定内口位置对诊断肛瘘非常重要，如直肠指检不能明确，可通过辅助检查协助诊断。

（二）辅助检查

1. 肛镜检查　可显示齿状线上下有无瘘口，肛窦及其周围有无充血、凹陷、流脓。

2. 探针检查　一般在术中使用。探针要求细而软，从外口插入后沿管道轻轻探入，不可用力，以免探针穿破瘘管引起假瘘管、假内口或者造成感染。

3. 注入亚甲蓝染料　用注射器将5%亚甲蓝溶液1～2ml自瘘管外口注入瘘管内，观察事先放入肛管直肠内的纱布，以判断内口的位置。

4. 瘘管造影术　碘油瘘管造影是临床上常规的检查方法，将 30%～40% 的碘油或复方泛影葡胺注入瘘管内，X 线摄片可显示瘘管的部位、走行及分布。该检查多用于高位复杂性肛瘘。

5. MRI 检查　MRI 图像能显示肛瘘的位置及其走行，是目前诊断肛瘘最为理想的手段之一。对复杂性肛瘘、蹄铁形肛瘘和手术处理困难的肛瘘，MRI 都有较高的诊断准确率。

（三）诊断

1. 确定是否为肛瘘　根据临床症状、体征，简单的肛瘘一般可确诊，复杂性肛瘘需要更多辅助检查才能确诊。

2. 是高位还是低位肛瘘　根据 Goodsall 规律、辅助检查进行判断。

3. 是单纯性还是复杂性肛瘘　根据相关辅助检查确诊。

（四）鉴别诊断

须与肛瘘相鉴别的疾病主要有以下几种：

1. 肛周皮下脓肿　脓肿未成熟时，主要表现为肛周疼痛、红肿；脓肿形成时，伴有皮下波动感；脓肿破溃时伴有大量脓液，并有全身症状。

2. 肛窦炎　反复发作，直肠指检可扪及齿状线附近硬结，但肛周不会出现流脓、流液。

五、治疗

对乳腺癌合并肛瘘的患者，乳腺癌的治疗应该优先于肛瘘的治疗。肛瘘形成后很难自愈。手术治疗的原则是去除病灶，通畅引流，尽可能减少肛管括约肌的损伤，保护肛门，以免肛门失禁。

（一）一般治疗

一般治疗包括温水或 1：5000 高锰酸钾溶液坐浴，应用抗生素及局部理疗，合理饮食，减少局部刺激。

（二）药物治疗

乳腺癌化疗期间可先使用抗生素处理，预防反复形成肛周脓肿，但肛瘘一旦形成，单独使用药物很难愈合，可在乳腺癌治疗完成后及时手术切除。

（三）手术治疗

1. 瘘管切开术　适用于低位肛瘘，是将瘘管全部切开、开放创口，利用肉芽组织生长修复创面，使瘘管愈合。术中先要确定内口的位置，用细探针检查或由外口注入亚甲蓝，也可在探针引导下逐步切开瘘管直至内口。

2. 瘘管切除术　适用于瘘管壁较硬的低位单纯性肛瘘。术中先确定内口，明确瘘管与肛管直肠环的关系，用组织钳夹住外口的皮肤，从外向内将瘘管壁及周围组织瘢痕一并切除，创面完全敞开或部分缝合，止血后填入碘仿纱条或凡士林纱布。

3. 挂线疗法　是治疗高位肛瘘、瘘管走行与括约肌关系不明的最常用方法。

4. 黏膜瓣推移术　适用于高位肛瘘内口明确、不伴有严重感染的患者和女性前侧肛瘘。

5. 纤维蛋白黏合剂填塞肛瘘　适用于高位肛瘘。瘘管不需要切除。用刮勺彻底刮除瘘管，包括内外口边缘的坏死组织和肉芽组织。用可吸收线缝合内括约肌以关闭内口，减少肠腔对瘘管的压力，然后将纤维蛋白黏合剂注入瘘管内填充整个瘘管及内口。

（四）并发症治疗

肛瘘外口皮肤若暂时愈合或阻塞，可引起肛门周围软组织急性化脓性感染加重，甚至从另外的皮肤破溃处外溢脓液，形成多个外口的复杂性肛瘘。此时应及时引流外口处的脓液，待急性炎症控制后行肛瘘切除术。

六、预防

肛瘘手术疗效与瘘管的类型及术者的经验有关。总体上，对低位单纯性肛瘘各种治疗方法的疗效均较好。高位复杂性肛瘘的复发率较高，并且容易发生并发症。对于多个瘘口、反复发生的肛瘘要考虑克罗恩病的可能；长年未治疗的肛瘘，由于长期慢性炎症刺激有潜在发生癌变的可能。因此，应严格掌握手术适应证，及时切除瘘管，并做好围手术期处理。

乳腺癌放化疗期间应注意防治便秘和腹泻。患者应养成良好的膳食习惯，保持肛门清洁，尽量避免发生肛隐窝炎，一旦发生应早诊早治，预防肛瘘的发生。

（汲广岩　朱　洁　吴凯南）

第三节　肛　裂

肛裂（anal fissure）是肛管内齿状线以下深及全层的感染性溃疡。其方向与肛管纵轴平行，长 0.5～1.0cm，呈梭形或椭圆形，常引起疼痛、便血，愈合困难。肛裂分急性肛裂和慢性肛裂，大多数发生于肛管后正中，约 7%位于肛管前正中，位于肛管两侧者仅占 2%，若侧方有肛裂，或几条肛裂并存，应排除克罗恩病或结核等病变损害肛周。

一、病因和发病机制

肛裂的病因尚不清楚，可能与多种因素有关。肛门外括约肌浅部在肛管后方形成的肛尾韧带伸缩性差、较坚硬，此区域血供也差；肛管与直肠成角相延续，排便时肛管后壁承受的压力最大，故后正中线处易受损伤。乳腺癌患者治疗期间出现免疫力下降，常可出现齿状线附近的慢性炎症，如后正中的肛隐窝炎，炎症向下蔓延至肛管皮肤，容易引起肛管皮肤损伤，形成慢性小溃疡，加之肛门后正中的血供较其他部位差，故一旦形成溃疡不易愈合。并且肛管直肠的慢性炎症易引起内括约肌痉挛，加重了肛管后正中组织的缺血，使溃疡更难以愈合。

长期便秘、粪便干结引起的排便时机械性创伤是大多数肛裂形成的直接原因，便秘是乳腺癌患者化疗过程中常见的不良反应，硬结的粪便常导致肛裂。

二、病理和病理生理

肛裂与肛管纵轴平行，其溃疡多＜1cm。早期肛裂有明显水肿、新鲜肉芽组织，底浅、边缘整齐，无瘢痕形成；慢性肛裂由于病程长及反复发作，裂口边缘有瘢痕形成，底深、边缘不整齐，上端常有肛乳头肥大，下端有前哨痔，称肛裂三联征。前哨痔是结缔组织增生及淋巴淤积于皮下所致，在检查时先看到此痔，而后看到裂口，对诊断慢性肛裂有帮助，故称为前哨痔或裂痔。慢性肛裂还可并发肛周脓肿及潜行性瘘管。

显微镜下，早期肛裂皮下层胶原纤维排列紊乱，可有少量网状纤维增生，间质中有少量平滑肌束，血管扩张，炎症细胞浸润。慢性肛裂瘢痕组织主要是增生的胶原纤维及网状纤维，并且内括约肌有纤维化，肉芽组织生长明显，血管扩张，出血、淤血，炎症细胞浸润。肥大肛乳头主要是棘细胞层增生，真皮层水肿，淋巴管及胶原纤维增生，炎症细胞浸润，无肌肉组织。

三、诊断和鉴别诊断

（一）临床表现

肛裂患者的典型临床表现是疼痛、便血和便秘。

1. 疼痛　肛裂的疼痛呈周期性，多由排便引起，即排便时因粪便刺激溃疡面的神经末梢引起灼痛，但便后片刻疼痛缓解，此期称疼痛间歇期。随后由于内括约肌痉挛出现肛门剧痛，难以忍受，有的还会放射到会阴部、大腿内侧和臀部，疼痛可持续数分钟至数小时，直至内括约肌松弛，但下一次排便又会产生类似的周期性疼痛。

2. 便血　肛裂的便血一般出血量不多，呈鲜红色。大便干结时带血迹或滴鲜血，大便松软时可仅在便纸上出现鲜血迹，有时大便时并不出血。出血的多少与裂口的大小、深浅有关，很少有大出血。

3. 便秘　患者因排便引起肛门疼痛而畏惧排便，导致便秘，便秘又加重肛裂，形成恶性循环。这种恐便现象可导致大便干结嵌塞，多见于儿童和老人。

（二）辅助检查

取截石位，用两手拇指轻轻分开肛周皮肤，多可见到肛裂，其边缘柔软、整齐、底浅、无瘢痕、色淡红，易出血。慢性肛裂多位于肛门后正中，个别位于前正中或侧方，周围有瘢痕，底深、边缘不整齐，呈灰白色，不易出血，上端与肛窦接近，多有肥大肛乳头，下端多有前哨痔（即肛裂三联征），是陈旧性肛裂的表现。

（三）诊断

乳腺癌患者治疗中，如出现肛门疼痛、便血和便秘，应考虑肛裂。肛裂的疼痛呈周期性，排便时疼痛，便后数分钟可缓解，随后再次发生疼痛，数小时后缓解。便血为滴血或便纸上有鲜血迹，量少。有便秘史。肛门部见肛裂三联征即可做出诊断。肛裂一旦确诊，一般不做直肠指检，以免引起剧痛。如一定要做检查，检查者动作要轻柔、娴熟，有时需在局麻下进行。

（四）鉴别诊断

肛裂手术前一般应先做内镜检查，排除直肠癌、溃疡性结肠炎、克罗恩病、结核、肛周肿瘤、梅毒、软下疳等病变，应行活检明确诊断。

四、治疗

乳腺癌化疗期间应注意软化大便，保持大便通畅及清洁肛门，解除内括约肌痉挛及疼痛，促进创面愈合。

（一）一般治疗

软化大便，保持大便通畅：服用润肠丸等缓泻剂，并且多摄入蔬菜等含纤维素高的食物，使大便松软，努力养成定时大便的良好习惯，逐渐纠正便秘。保持肛门清洁：便后或睡前用 1∶5000 高锰酸钾溶液温水坐浴，痔疮栓剂塞肛及局部涂肛裂软膏等，以解除内括约肌痉挛及消炎，促进肛裂愈合。

（二）药物治疗

0.2%硝酸甘油膏涂于肛裂处，2次/日，连用5～8周，对慢性肛裂的治愈率达65%。该药膏直接作用于平滑肌，使内括约肌松弛，肛管压力下降，从而改善肛裂部位的血液循环，促进肛裂愈合。但该药的最大副作用是可致约1/2的患者头痛，且有耐药性。

（三）手术治疗

手术治疗适用于经非手术治疗无效的慢性肛裂及有肛裂三联征者。常用的手术方法有肛裂切除术和肛管内括约肌切断术。

（四）并发症治疗

肛门扩张后短暂的肛门失禁约占2%，其他并发症，如出血、内痔脱垂、肛周脓肿等也有发生，以抗感染、消肿、对症治疗为主。括约肌损伤严重者需行肛门成形术。

五、预防

肛门扩张术简单、适用性高，但复发率较高。肛裂部分括约肌切除术，切除过度容易导致大便失禁。患者应养成良好的膳食习惯、多饮水；注意肛门卫生。

（汲广岩　朱　洁　吴凯南）

参 考 文 献

Hoang DA, Nguyen AQ, Nguyen KT, et al, 2022. Rectal metastasis originating from breast cancer: a rare case report. Ann Med Surg（Lond），78：103841.

Yang JR, Shao YC, 2020. Everolimus-associated cytomegalovirus colitis in a patient with metastasized breast cancer: a case report. Breast Cancer, 27（4）：776-779.

第十八章　乳腺癌治疗期间痔的防治

乳腺癌是女性最常见的恶性肿瘤，其主要危险因素包括年龄（45～60 岁）、遗传基因（BRCA1、BRCA2）、家族史、乳腺密度高、内源性雌激素暴露或外源性雌激素暴露、生活方式（如吸烟、饮酒、高脂饮食、缺乏体育锻炼、超重）及电离辐射等。

痔是最常见的肛肠疾病，中国成人肛肠疾病流行病学调查显示，肛肠疾病总患病率为 51.14%，而痔的患病率就高达 50.28%，男女发病率相当。任何年龄都可发病，但随年龄增长，发病率增高，其中35～59 岁年龄段患病率最高。而不良生活方式（如久坐、久蹲、久站）、缺乏锻炼、吸烟和饮酒、高脂及辛辣饮食、心理状况（如重大心理创伤）、家族史、不良排便习惯（如排便不规律、排便时间长）、孕育史、服用药物（如镇痛药、抑制胃肠动力药、麻醉药和催眠药等）均为痔的易患因素。

由于乳腺癌和痔有共同发病危险因素，加上手术创伤、缺乏运动、治疗期间镇痛及止吐药物的使用，乳腺癌患者患痔的风险进一步增加。而痔主要表现为出血、肿胀、脱出、疼痛、肛门不适等，严重影响生活质量。因此，在乳腺癌患者治疗期间应注意对痔的防治。

一、病因和发病机制

痔的病因尚未完全明确，可能与多种因素有关，肛垫和支撑组织的减弱及内括约肌痉挛是痔的主要病因。长期饮酒和进食大量刺激性食物可使局部充血；肛周感染可引起静脉周围炎，使静脉失去弹性而扩张；营养不良使肛管组织萎缩无力等因素均可诱发痔。而乳腺癌患者在手术、化疗、放疗等综合治疗期间，由于心理创伤，缺乏运动，高脂饮食，使用镇痛、止吐药物等也可能增加患痔的风险和（或）加重痔的症状。

（一）肛垫下移学说

肛垫是由肛管黏膜下静脉、平滑肌、弹性组织和结缔组织组成的环状血管垫，起闭合肛管、节制排便作用。正常情况下，肛垫疏松地附着在肛管肌壁上，排便后借其自身的收缩作用回到肛管内。但随着年龄增长和长期外力导致肛垫弹性回缩作用减弱，肛垫出现充血和下移形成痔。

（二）静脉曲张学说

由于门静脉及其分支直肠静脉均无静脉瓣，直肠上下静脉丛血管壁薄、位置浅，末端直肠黏膜下组织松弛，直肠肛管位于腹腔最下部，如长时间坐立、便秘、盆腔巨大肿瘤等均可引起直肠静脉回流受阻。以上因素均易导致直肠上下静脉血液淤积和静脉扩张。而静脉丛是形成肛垫的主要结构，因此，痔的形成与静脉丛的病理性扩张、血栓形成有必然的联系。

二、分类和临床表现

（一）内痔

内痔（internal hemorrhoid）是在肛门齿状线以上，由直肠末端黏膜下的痔内静脉丛扩大、曲张和充血而形成的柔软静脉团。内痔的主要临床表现是出血和脱出。间歇性便后出鲜血是内痔的常见症状。部分患者可有排便困难，当发生血栓、嵌顿、感染时可伴有疼痛。目前，国内外最为常用的内痔分类方法是 Goligher 分类法，该方法根据痔的脱垂程度将内痔分为四度，见表 18-1。

表 18-1　内痔分度

分度	症状
I	大便时带血；滴血或喷射状出血，便后出血可自行停止；无痔脱出
II	常有便血；排便时有痔脱出，便后可自行还纳
III	偶有便血；排便或久站、咳嗽、负重时痔脱出，用手指可以还纳
IV	偶有便血；痔持续脱出或还纳后易再脱出，偶伴感染、水肿、糜烂、坏死和剧烈疼痛

（二）外痔

外痔（external hemorrhoid）是在齿状线以下，由痔外静脉丛扩张或痔外静脉丛破裂或反复发炎、血流淤滞、血栓形成或组织增生而成。外痔的主要临床表现是肛门不适、潮湿不洁，有时有瘙痒，发生血栓或炎症时可有疼痛。外痔可分为结缔组织性外痔、血栓性外痔、静脉曲张性外痔和炎性外痔四类。

（三）混合痔

混合痔（mixed hemorrhoid）是由内痔通过丰富的静脉丛吻合支和相应部位的外痔相互融合而成。混合痔临床表现为内痔和外痔的症状同时存在。内痔发展到 III 度，称为环状痔。脱出的痔块若被痉挛的括约肌嵌顿，导致水肿、淤血坏死，称为嵌顿性痔或绞窄性痔。

三、诊断和鉴别诊断

（一）诊断

痔的诊断主要靠肛门直肠检查。首先做肛门视诊，内痔除 I 度外，其他三度都可在肛门外看见。对有脱垂者，最好在蹲位排便后立即观察，可清晰见到痔块大小、数目及部位。直肠指检虽对痔的诊断意义不大，但可了解直肠内有无其他病变，如直肠癌、直肠息肉等。还应做肛门镜检查，可观察痔块的情况，并能观察直肠黏膜有无充血、水肿、溃疡、肿块等。血栓性外痔表现为肛周暗紫色 0.5～1.0cm 大小的长条圆形肿物，表面皮肤水肿、质硬、压痛明显。

（二）鉴别诊断

1. **直肠癌**　临床常将直肠癌误诊为痔而延误治疗，主要原因是未进行肛门指检和直肠镜检查。直肠癌在直肠指检时可扪及高低不平的硬块，而痔为圆形柔软的血管团。乳腺癌患者肠道转移发生率低，但临床需警惕双重癌或多原发癌，因此对符合表 18-2 中任何一项或多项结肠镜检查指征者，需行结肠镜检查。

表 18-2　结肠镜检查指征

符合以下情况中任何一项或多项，需行结肠镜检查
1. 年龄＞50 岁，近 10 年内未接受过结肠镜检查
2. 有消化道症状，如便血、黏液便及腹痛
3. 不明原因贫血或体重下降
4. 曾有结直肠癌病史或结直肠癌前病变，如结直肠腺瘤、溃疡性结肠炎、克罗恩病、血吸虫病等
5. 直系亲属有结直肠癌或结直肠息肉
6. 有盆腔放疗史
7. 大便隐血试验阳性

2. **直肠息肉**　低位带蒂息肉脱出肛门外易误诊为内痔脱出。但息肉为圆形、实质性、有蒂、可活动，多见于儿童。

3. **直肠脱垂**　临床易误诊为环状痔，但直肠脱垂黏膜呈环形，表面平滑，括约肌松弛；而痔黏膜呈梅花瓣状，括约肌不松弛。

4. **肛裂**　检查可见 6 点或 12 点位肛管裂口，有明显疼痛感和触痛。

四、治疗

痔的治疗应遵循以下三个原则：①无症状的痔无须治疗；②有症状的痔重在减轻或消除症状；③以非手术治疗为主，包括一般治疗、器械治疗等，无效时再行手术治疗。

（一）一般治疗

1. 饮食疗法　乳腺癌患者在痔的初期或为无症状的痔时，增加纤维性食物如新鲜蔬菜水果的摄入，多饮水，保持大便通畅，防治便秘与腹泻，避免排便时久蹲，对痔的预防和避免加重有重要意义。

2. 热水坐浴　可改善局部血液循环。血栓性外痔经局部热敷后疼痛缓解可免于手术。

3. 磁疗　通过磁疗棒在肛管内产生的磁场改善血液循环，纠正组织缺血缺氧，促进渗出物吸收，消除炎症。

4. 药物治疗

（1）缓泻剂：一项纳入 387 例痔患者的系统研究，对缓泻剂的使用效果进行了评估，其中使用的缓泻剂主要有四类。①口服纤维类缓泻剂：高纤维素或膨化剂，如小麦纤维素颗粒、车前草；②刺激性缓泻剂：如番泻叶、比沙可啶；③粪便软化剂：如液状石蜡、种子油；④渗透剂：如乳果糖、山梨醇和乳酸。结果显示，服用纤维类缓泻剂对痔患者有良好的治疗作用，可缓解痔症状和减少出血，并使患者症状无改善和症状持续的风险下降 53%。

（2）静脉活性药物：纯化微粒化黄酮成分（micronized purified flavonoid fraction，MPFF）又名柑橘黄酮片，是地奥司明（90%）和其他活性黄酮类化合物（10%）的微球化混合物。多项临床研究结果显示，MPFF 可快速有效地缓解急性痔患者的症状和体征，且具有良好的长期疗效。荟萃分析研究结果还表明，MPFF 可使痔复发风险降低 47%。

（3）局部外用药物：主要包括栓剂、软膏和洗剂。软膏常用于齿状线以下的病灶，而栓剂则用于齿状线以上的病灶。局部外用药常含有麻醉镇痛成分，如丁卡因、利多卡因；或含激素类成分，如可的松，可暂时缓解痔引起的疼痛和肿胀症状，但长期使用效果不明显，还可能引起局部反应或致敏。建议患者勿长期使用。

（二）器械治疗

1. 注射疗法　治疗Ⅰ、Ⅱ度出血性内痔效果较好。注射药物可诱发痔血管闭塞和痔周围组织纤维化，使痔萎缩和止血，不同药物其作用机制不同。

2. 胶圈套扎法　可用于治疗Ⅰ、Ⅱ、Ⅲ度内痔。原理是将特制的胶圈套住内痔的根部，利用胶圈的弹性阻断痔的血运，使痔缺血、坏死、脱落而愈合。对Ⅰ～Ⅲ度内痔患者的治疗效果优于硬化剂注射疗法，也比手术疗法费用低，患者的生活质量更高。

（三）手术治疗

手术治疗主要用于保守治疗和（或）器械治疗效果不佳的Ⅰ～Ⅲ度内痔患者或愿意接受手术的Ⅳ度痔患者；包括痔动脉结扎术、痔单纯切除术、吻合器痔切除术、血栓外痔剥离术等。

1. 痔动脉结扎术　适用于Ⅱ～Ⅳ度内痔，通过结扎阻断供应痔核的动脉血管，阻断痔供血，从而促使痔萎缩并减轻痔脱垂症状。与痔切除术相比，该术式具有减轻术后疼痛和恢复快的优势，但术后复发率较高。

2. 痔单纯切除术　主要采用外剥内扎术，有开放式和闭合式两种手术类型。主要用于Ⅲ～Ⅳ度内痔和混合痔的治疗，是Ⅲ～Ⅳ度痔患者的"金标准术式"。

3. 吻合器痔切除术　是一种利用圆形吻合器经肛门环形切除齿状线近端黏膜下层组织，从而引起肛垫侧移和供血动脉中断的一种手术。选择性痔上黏膜切除术（tissue selecting therapy，TST），是在痔上黏膜环切术基础上改良而成的新型痔微创治疗技术。TST主要根据痔核的分布、数量及大小调节痔黏膜切除的范围，避免切除完好的肛垫组织，最终实现既切除病灶又保护正常肛垫的目的。其主要适用于Ⅲ、Ⅳ度内痔，非手术疗法治疗失败的Ⅱ度内痔或环状痔。

4. 血栓外痔剥离术　主要用于治疗大血栓、剧烈疼痛或出血过多的血栓性外痔。在局麻下将痔表面的皮肤梭形切开，摘除血栓，伤口内填入油纱布，不缝合创面，很快会二期愈合。

痔的治疗方法很多，器械疗法由于对大部分痔疗效良好，成为痔的主要治疗方法。手术治疗只限于非手术治疗失败或不适宜非手术治疗者。

五、预防

（一）乳腺癌患者围手术期痔的预防

在乳腺癌的综合治疗中，手术占有重要地位。但由于手术创伤，术后伤口疼痛等因素，患者活动减少甚至不愿活动。因此，术前应进行有效的沟通使患者明确手术的目的和必要性，同时还需进行心理疏导以缓解其焦虑情绪。术后积极处理疼痛，并鼓励其尽早下床适度活动，以加强血液循环和减轻盆腔充血，可改善痔静脉回流，并促使胃肠道蠕动，使大便通畅，避免腹内压增高而诱发痔。术后指导患者高纤维素均衡膳食，避免进食大量炖汤导致腹泻，诱发痔或加重原有痔的症状。

（二）乳腺癌患者化疗期间痔的预防

乳腺癌是实体瘤中化疗最有效的肿瘤之一，化疗在综合治疗中有重要地位。蒽环类药物（如多柔比星、表柔比星、吡柔比星、脂质体多柔比星）、环磷酰胺、紫杉类（如紫杉醇、多西他赛、白蛋白结合型紫杉醇）、卡培他滨、吉西他滨、铂类（如顺铂、卡铂）、长春瑞滨等都是乳腺癌常用的化疗药物。其中，最常用的蒽环类和环磷酰胺为中致吐药物，紫杉类和卡培他滨为低致吐药物。因此，化疗期间需常规使用 5-HT$_3$ 受体拮抗剂止吐。但应根据患者呕吐情况合理选择不同半衰期的 5-HT$_3$ 受体拮抗剂及是否采用二联或三联止吐治疗，并需根据患者呕吐情况选择合适的使用时限，避免长时间使用止吐药物引起便秘而诱发痔或加重痔的症状。同时，需指导患者合理饮食，如进食清淡高纤维素低脂平衡膳食，多饮水，适度活动，保持大便通畅，避免腹内压增高等。

（三）乳腺癌患者内分泌治疗期间痔的预防

内分泌治疗是乳腺癌主要治疗手段之一，激素受体阳性者需辅以内分泌治疗，内分泌治疗时间通常为 5～10 年。常见的内分泌治疗药物有他莫昔芬、托瑞米芬、来曲唑、阿那曲唑、依西美坦、戈舍瑞林、亮丙瑞林、氟维司群、哌柏西利、阿贝西利等。内分泌药物不良反应较轻，且绝大多数为门诊口服用药。因此，内分泌治疗期间应鼓励患者经常进行户外运动及参加非重体力活动，提高患者社会价值感。提倡健康的生活方式和饮食习惯，如忌烟酒，控制排便时间，避免辛辣及刺激性食物，多进食新鲜蔬菜和水果，多饮水，保持大便通畅，避免痔静脉充血而诱发痔和加重症状。

（四）乳腺癌患者靶向治疗期间痔的预防

针对 HER2 阳性乳腺癌患者，推荐使用抗 HER2 治疗 1 年。HER2 阳性的定义：免疫组化染色 3+、荧光原位杂交（FISH）阳性或者色素原位杂交法（CISH）阳性。常用的抗 HER2 治疗药物有曲妥珠单抗、帕妥珠单抗、吡咯替尼。其最常见不良反应是心脏毒性，胃肠道反应也比较常见。因此，在使用靶向药物治疗期间，仍需指导患者均衡膳食，适度活动，保持心情愉悦，避免高脂饮食加重症状。

（五）乳腺癌患者放疗期间痔的预防

放疗也是乳腺癌主要治疗手段之一，是一种局部治疗，主要不良反应是局部放射性皮炎。胃肠道反应发生率极低。术后放疗一般在化疗结束后进行，此时患者胸壁伤口已完全愈合，对疾病的接受度更高，心态逐渐趋于平和，鼓励患者积极参加户外运动如慢走，保持良好的情绪，多食用新鲜水果、蔬菜等，避免辛辣和刺激性食物诱痔和加重症状。

（六）乳腺癌患者姑息镇痛治疗期间痔的预防

疼痛是晚期乳腺癌患者最常见的临床症状，而阿片类药物是癌痛治疗的主要药物。其最常见的不良反应是便秘。因此，在使用阿片类药物期间，需指导患者多食用高纤维素食物如新鲜蔬菜水果，多饮水，同时可给予麻仁丸或通便胶囊等对症处理，保持大便通畅，从而避免诱发痔和加重症状。

除了年龄增长和家族遗传因素不可控外，不良的生活方式是可以调整的。因此，乳腺癌患者在任何时候均应保持良好的饮食、排便习惯和健康的生活方式，适度参加户外运动，积极控制肛肠炎症，减少患痔风险，患痔后应提高就诊意识，及时诊治。

（包中会　吴凯南）

参 考 文 献

江维，张虹玺，隋楠，等，2016. 中国城市居民常见肛肠疾病流行病学调查. 中国公共卫生，32（10）：1293-1296.

乔敬华，何佳伟，周军惠，2019. 基于流行病学调查的农村地区居民痔病中医药防治对策探讨. 上海中医药杂志，5（6）：14-19.

饶智颖，肖慧荣，谢昌营，等，2019. NANOMAY 磁疗棒治疗功能性肛门直肠痛 38 例效果观察. 实用医药杂志，36（9）：786-788.

张雪，董晓平，管雅喆，等，2021. 女性乳腺癌流行病学趋势及危险因素研究进展. 肿瘤防治研究，48（1）：87-92.

中国中西医结合学会大肠肛门病专业委员会，2017. 痔芍倍注射疗法临床应用指南（2017 版）. 中华胃肠外科杂志，20（12）：1434-1436.

中国中西医结合学会大肠肛门病专业委员会，2020. 中国痔病诊疗指南（2020）. 结直肠肛门外科，26（5）：519-533.

Alonso-Coello P，Zhou Q，Martinez-Zapata MJ，et al，2006. Mata-analysis of flavonoids for the treatment of haemorrhoids. Br J Surg，93（8）：909-920.

Engmann NJ，Golmakani MK，Miglioretti DL，et al，2017. Population attributable risk proportion of clinical risk factors for breast cancer. JAMA Oncol，3（9）：1228-1236.

Giordano SH，2018. Breast cancer in men. N Engl J Med，378（24）：2311-2320.

Jiang ZM，Cao JD. 2006. The impact of micronized purified flavonoid fraction on the treatment of acute haemorrhoidal episodes. Curr Med Res Opin，22（6）：1141-1147.

第十九章　乳腺癌治疗期间阑尾炎的诊治

阑尾炎是多种原因导致的阑尾感染，伴随局部和全身症状，其中急性阑尾炎（acute appendicitis，AA）最常见，个体终身患病率为7%～8%，是最常见的外科急腹症。乳腺癌患者化疗期间易诱发急性阑尾炎，而患者化疗期间的恶心呕吐等胃肠道反应又可能混淆急性阑尾炎的诊断并延误治疗。急性阑尾炎如能及时治疗，预后良好；但延误诊断或治疗不合理，也会引起严重的并发症甚至死亡。本章将讨论乳腺癌患者中急慢性阑尾炎的诊治。

第一节　急性阑尾炎

一、病因和病理

（一）病因

急性阑尾炎的常见病因有粪石、阑尾扭曲、寄生虫、异物等因素导致阑尾管腔梗阻，继发细菌感染、组织炎性水肿和血运障碍。阑尾在盲肠部位的开口附近有病变，如炎症、息肉、结核、肿瘤等，使阑尾内容物排出受阻，也可引起急性阑尾炎。若不及时控制，可导致阑尾穿孔、阑尾周围脓肿或弥漫性腹膜炎。在少数无阑尾管腔梗阻的患者中，细菌感染是急性阑尾炎的直接致病原因，细菌入侵和繁殖，分泌内毒素和外毒素，造成阑尾缺血、水肿、梗死和坏疽。目前认为，急性阑尾炎是多因素导致的，有遗传基因等因素，但以后天因素为主。

乳腺癌化疗可对增殖较快的胃肠道黏膜细胞造成损伤，当化疗导致机体抵抗力减弱和中性粒细胞减少时，细菌可侵入肠壁，侵袭性感染累及阑尾时，易发生急性阑尾炎。但由于化疗的不良反应如腹痛、恶心、呕吐、中性粒细胞减少等，可能掩盖急性阑尾炎的典型症状和体征，给乳腺癌患者阑尾炎的诊治带来挑战。阑尾肿瘤最常见的临床表现为急性阑尾炎（49%）。在乳腺癌患者中，还可因乳腺肿瘤转移至阑尾处导致阑尾管腔梗阻，表现出急性阑尾炎的症状，此类病例较为少见。有报道，在7970例阑尾切除术中，74例为阑尾肿瘤，11例为转移性肿瘤。

（二）病理和分类

急性阑尾炎的病理分类有急性单纯性阑尾炎、急性化脓性阑尾炎、坏疽性和穿孔性阑尾炎、阑尾周围脓肿四型。临床将急性单纯性阑尾炎、急性化脓性阑尾炎归于非复杂性阑尾炎，而将坏疽性和穿孔性阑尾炎、阑尾周围脓肿归于复杂性阑尾炎。

二、临床表现和辅助检查

（一）症状

1. 腹痛　转移性右下腹痛（91.2%）是急性阑尾炎的典型表现。腹痛首先表现为中上腹或脐周隐痛，数小时后转移至右下腹。因为早期炎症局限于阑尾黏膜和黏膜下层，刺激内脏神经，疼痛具有反射性，范围弥散，定位不明；后期炎症扩散至浆膜层或腹膜脏层，刺激躯体神经，疼痛固定在右下腹，定位准确。若阑尾黏膜层内脏神经感受器损坏或阑尾感染迅速发展至全层，此转移性腹痛并不明显，故无转移性腹痛并不能排除阑尾炎诊断。

单纯性阑尾炎腹痛多比较轻微，呈钝痛或胀痛；化脓性阑尾炎腹痛呈右下腹持续性剧痛；阑尾坏疽穿孔疼痛可扩展至中下腹或双侧下腹，呈持续性剧痛，但有时阑尾穿孔后神经末梢失去感觉和传导功能，或腔内压力骤减，腹痛可能会出现短暂减轻。腹痛位置也会因为阑尾解剖位置不同而有所区别，如盲肠后位阑尾炎疼痛在右腰部，盆腔阑尾炎腹痛在耻骨上区，极少数左下腹部阑尾炎呈左下腹痛。乳腺癌晚期患者因癌症本身和化疗而免疫受损，导致阑尾穿孔发生的风险更高。

2. 胃肠道症状　急性阑尾炎可伴有食欲减退、恶心、呕吐等胃肠道症状；炎症扩散至直肠周围可出现里急后重、排便次数增多；阑尾化脓导致盆腔积液，可出现尿频、尿急、尿痛等膀胱刺激征；坏疽穿孔引起腹膜炎、肠麻痹等，可出现肠梗阻的表现，如严重腹胀、溢出性呕吐、肠鸣音消失等。

3. 全身症状　全身症状包括乏力、发热、寒战、心率增快等，主要是不同程度的发热，多出现在腹痛之后。出现化脓、坏疽或穿孔导致腹腔广泛感染时并发弥漫性腹膜炎，可有血容量不足、休克、败血症等表现。

（二）体征

1. 压痛　右下腹固定性压痛是急性阑尾炎最典型的体征。压痛点取决于阑尾的解剖位置，该位置较固定，多数位于麦氏点，又称阑尾点，即右髂前上棘与脐部连线的中外 1/3 交界处。

2. 反跳痛和肌紧张　是腹膜刺激征的表现，也是急性阑尾炎严重程度的反映，说明炎症已扩散至腹膜壁层。在老人、孕妇、肥胖或盲肠后位人群中，腹膜刺激征象可不明显，但并非病情轻，相反，此类患者炎症更易扩散造成腹膜炎。

3. 右下腹包块　当右下腹触及边界不清、固定的压痛性包块时，提示阑尾周围脓肿形成。

（三）实验室检查

血常规可见白细胞和中性粒细胞计数升高，但其升高程度与病情严重程度并不一定成正比。粪、尿常规可以用来排除其他急腹症。乳腺癌患者因化疗出现白细胞、中性粒细胞减少，常会掩盖合并急性阑尾炎的血常规表现。

（四）影像学检查

1. 超声检查　腹部超声检查速度快、无辐射、可动态观察病情、重复性好，尤其适合应用于儿童和孕妇检查。一项荟萃分析显示，超声诊断成人急性阑尾炎已有较高的敏感性（83.1%）和特异性（90.9%）。女性的妇科超声检查也可排除黄体破裂、异位妊娠等妇科疾病，同时超声可以作为腹腔穿刺诊断或腹腔脓肿穿刺引流的定位引导。急性阑尾炎的超声影像显示，发自盲肠的盲管样结构，不可压缩（回肠末端可被压缩，可见蠕动），管腔外径＞6mm，管腔内可见液体或粪石，腔外可见液体积聚，多普勒超声检查可见管壁明显的环周血流（充血）。然而，由于患者肥胖、肠腔气体干扰和阑尾位置原因，以及超声检查者水平的差异，超声诊断阑尾炎的敏感性偏低，可能导致漏诊，因此对于超声诊断不清的疑似急性阑尾炎可加行增强 CT 检查。

2. CT 和 MRI 检查　CT 是急性阑尾炎诊断准确度最高的影像技术之一，能明确诊断和判断腹部炎症情况及腹腔有无肿瘤转移。急性阑尾炎的 CT 影像显示，管腔外径＞6mm，管壁增厚、可被强化，管腔内可见液体或粪石，口服造影剂不能入阑尾腔，腔外可见液体积聚，阑尾周围脂肪组织（系膜、网膜或后腹膜）CT 值升高（脂肪浑浊征），周边肠壁可增厚。

MRI 检查具有无创、无辐射的特点，其图像特点与 CT 类似。但 MRI 扫描速度慢、有金属禁忌、费用高，不推荐常规应用。

三、诊断和鉴别诊断

（一）诊断原则

诊断主要根据三大临床表现：①转移性右下腹痛，可伴厌食、恶心、呕吐和发热等；②右下腹固定性压痛，轻症压痛可能局限在麦氏点，感染严重者可出现右下腹甚至全腹的腹膜刺激征；③白细胞计数（WBC）＞10×10^9/L。而临床上，具有上述典型表现的急性阑尾炎不足 50%，还必须行实验室检查与影像学检查，特殊人群急性阑尾炎影像学与实验室检查更能提供可靠的证据，如老年人、乳腺癌化疗人群等全身功能减退，对疼痛反应迟钝，体温及白细胞计数升高可能均不明显，世界急诊外科学会明确强调，老年人群不能仅依靠症状和血常规检查排除或诊断，腹部超声和 CT 检查必不可少。

（二）鉴别诊断

对于女性腹痛患者，首先要排除妊娠，需行妊娠试验，不能仅根据症状和体征诊断急性阑尾炎，应始终要求进行实验室检测和炎症血清参数检测，必要时行影像学检查。若起病时腹痛剧烈而后减轻，需要与黄体或滤泡破裂、异位妊娠等相鉴别。CT 可通过定位盲肠找到位置变异的阑尾，还可鉴别导致右下腹痛的其他疾病，如阑尾原发性肿瘤、阑尾转移癌、右侧输尿管结石、右侧化脓性输卵管炎、卵巢肿瘤蒂扭转、升结肠憩室炎、克罗恩病等。乳腺癌化疗患者需要警惕化疗药物的肠道毒性作用，研究显示，多柔比星对胃肠道有明显的毒性，患者可能会出现类似急腹症的症状。

四、治疗

（一）非手术治疗

急性阑尾炎非手术治疗主要是抗感染，可作为保守治疗、术前及围手术期控制病情的重要手段，及时有效的抗感染治疗对预防病情恶化及缓解症状很重要。粒细胞减少症多见于肿瘤化疗患者，感染难以控制，手术后感染风险大，可应用广谱抗生素后再延迟手术。世界急诊外科学会认为，抗生素保守治疗可用于单纯性急性阑尾炎，作为手术治疗的替代疗法。一项芬兰的多中心随机对照研究结果显示，抗生素治疗非复杂性急性阑尾炎成功率为 72.7%；有学者认为抗生素保守治疗需承担一定的风险，因为 5 年内随访仍有 40% 的复发率；影像学证据表明患者无穿孔、坏疽及脓肿等并发症，阑尾腔内无粪石或其他钙化结石存在，抗生素保守治疗才安全可行。单纯性急性阑尾炎患者保守治疗有合理性，可以及时控制炎症进展和防止严重并发症，但需要严格掌握适应证，急性单纯性阑尾炎及早开展有效抗感染治疗，需告知患者有复发和加重、遗漏阑尾肿瘤的可能，并定期进行影像学复查。

（二）手术治疗

阑尾切除术是急性阑尾炎诊断明确后最有效的治疗方法。急性阑尾炎进行手术治疗的指征：①保守治疗失败；②疑似坏疽或穿孔性阑尾炎；③阑尾周围积液或小脓肿、蜂窝织炎（阑尾周围脂肪组织和邻近肠管炎症反应）；④重度疼痛评分、高热、心动过速、明显的腹膜刺激征和明显升高的感染指标。

急性阑尾炎的手术方式主要包括开放阑尾切除术（open appendectomy，OA）或腹腔镜阑尾切除术（laparoscopic appendectomy，LA）。与 OA 相比，LA 具有术后恢复快、疼痛控制佳、伤口感染率低的特点，在肥胖人群、老年人群、儿童、未妊娠女性和合并多种疾病患者中更具优势。尽管 LA 优点较多，但它仍有禁忌证，如严重的心肺疾病、不能承受腹腔注气、既往腹腔手术史推测腹腔内广泛或复杂粘连者。LA 治疗术后常见并发症有切口感染、腹腔出血、粘连性肠梗阻、阑尾残端炎等。对于怀疑阑尾恶性肿瘤、妊娠期急性阑尾炎患者，为了手术安全和降低胎儿病死率，OA 仍然是标准的手术方式。阑尾周围脓肿形成早期应以抗感染治疗为主，脓肿液化包裹完整成熟后推荐行经皮脓肿引流术，单纯抗感染治疗脓肿有 12%～24%的复发率，手术治疗较单纯保守治疗可缩短患者住院时间、减少患者再住院率，更具有优势。

乳腺癌患者治疗期间，一旦合并急性阑尾炎，可酌情在化疗前后或乳癌手术前后施行抗感染治疗或阑尾切除术治疗。

第二节　慢性阑尾炎

慢性阑尾炎相对少见，其发病率占所有阑尾炎病例的 1%～1.5%，主要是阑尾急性炎症消退后遗留的阑尾慢性炎症病变，如管壁纤维结缔组织增生、管腔狭窄或闭塞、阑尾扭曲等，也可以是长期阑尾腔阻塞，如粪石、异物、寄生虫卵等，长期机械性刺激而引起慢性阑尾炎。慢性阑尾炎起病较为隐匿，不易被发现，症状发展缓慢，病程持续时间长，由几个月到几年不等。慢性阑尾炎在阑尾管腔排空受阻时，常可诱发感染，引起慢性阑尾炎急性发作。慢性阑尾炎的主要表现为反复右下腹痛，呈间歇性轻度疼痛或持续性隐痛，常伴阑尾功能障碍症状。因慢性炎症损伤内脏神经，故此腹痛多无转移性。右下腹局限性压痛是其最重要的体征。CT 检查是识别慢性阑尾炎的主要方法。X 线钡剂灌肠表现为阑尾不显影或显影中断、钡剂排空迟缓等。结合典型症状体征、既往腹痛病史、既往阑尾炎病史、辅助检查结果，即可诊断慢性阑尾炎。治疗首选阑尾切除术。

乳腺癌合并慢性阑尾炎时，临床多主张在乳腺癌手术、化疗、放疗结束后，择期行阑尾切除术。

（屈秀泉　蒋知宇　孔令泉）

参 考 文 献

李世宽，2020. 急性阑尾炎诊治策略. 中国实用外科杂志，40（11）：1331-1335.
于志浩，刘力玮，郑亚民，2020. 急性阑尾炎临床诊治研究进展. 国际外科学杂志，47（10）：693-696.

Ceresoli M, Tamini N, Gianotti L, et al, 2019. Are endoscopic loop ties safe even in complicated acute appendicitis? A systematic review and meta-analysis. Int J Surg, 68: 40-47.

Connor SJ, Hanna GB, Frizelle FA, 1998. Appendiceal tumors: retrospective clinicopathologic analysis of appendiceal tumors from 7, 970 appendectomies. Dis Colon Rectum, 41 (1): 75-80.

Di Saverio S, Podda M, De Simone B, et al, 2020. Diagnosis and treatment of acute appendicitis: 2020 update of the WSES Jerusalem guidelines. World J Emerg Surg, 15 (1): 27.

Eng KA, Abadeh A, Ligocki C, et al, 2018. Acute appendicitis: a meta-analysis of the diagnostic accuracy of US, CT, and MRI as second-line imaging tests after an initial US. Radiology, 288(3): 717-727.

Ergul E, 2007. Heredity and familial tendency of acute appendicitis. Scand J Surg, 96 (4): 290-292.

Hawes AS, Whalen GF, 1994. Recurrent and chronic appendicitis: the other inflammatory conditions of the appendix. Am Surg, 60 (3): 217-219.

Heye P, Saavedra JSM, Victoria T, et al, 2020. Accuracy of unenhanced, non-sedated MRI in the diagnosis of acute appendicitis in children. J Pediatr Surg, 55 (3): 253-256.

Ng CYD, Nandini CL, Chuah KL, et al, 2018. Right hemicolectomy for acute appendicitis secondary to breast cancer metastases. Singapore Med J, 59 (5): 284-285.

Rao PM, Rhea JT, Novelline RA, et al, 1998. The computed tomography appearance of recurrent and chronic appendicitis. Am J Emerg Med, 16 (1): 26-33.

Shah SS, Gaffney RR, Dykes TM, et al, 2013. Chronic appendicitis: an often forgotten cause of recurrent abdominal pain. Am J Med, 126 (1): e7-e8.

第二十章　乳腺癌治疗期间胆囊炎的诊治

近年，乳腺癌综合治疗的疗效明显改善，长期生存者越来越多，乳腺癌已进入慢性病管理期，因此，提高乳腺癌患者长期生存质量，有效诊治其伴随疾病成为目前的重要课题。本章将讨论乳腺癌患者伴发胆囊炎的诊治。

一、病因和发病机制

胆囊炎由胆道感染引起，分为急性、亚急性和慢性胆囊炎。按病因和发病机制又可分为结石性胆囊炎（calculous cholecystitis，CC）和非结石性胆囊炎（acalculous cholecystitis，AC）。

1. 结石性胆囊炎　胆结石是导致结石性胆囊炎的主要原因，胆囊炎患者中约有 95% 合并胆结石。人群中结石性胆囊炎的发病率，50 岁前女性为男性的 3 倍，50 岁后为 1.5 倍。胆结石可引起胆囊管梗阻，造成胆汁排出受阻，胆汁滞留、浓缩。高浓度的胆汁酸盐具有细胞毒性，引起细胞损害，加重黏膜的炎症、水肿甚至坏死。而当细菌从肠道逆行进入胆囊，在胆汁流出不畅时，可停留在胆囊造成感染，多为革兰氏阴性菌，以大肠杆菌最常见。

一项队列研究分析了乳腺癌与胆结石疾病的相关性：胆结石患者中乳腺癌患病率为 10.6%，而无胆结石患者中乳腺癌患病率为 7.41%；RR 为 1.44，95%CI 为 0.99~2.11。乳腺癌患者出现胆结石的可能原因如下：

（1）多项流行病学、动物和体外研究表明，内源性雌激素与乳腺癌密切相关，而女性胆结石患病率明显高于男性，雌激素可通过增强胆固醇分泌及上调雌激素受体和 G 蛋白偶联受体 30（GPR30）表达来减少胆汁盐合成，从而增加胆结石形成的概率。

（2）肠道菌群紊乱与各种疾病相关，其中包括乳腺癌和结石性胆囊炎。有研究发现，肠道菌群通过影响雌激素的水平及代谢、免疫调节作用、迁移及影响其他代谢产物来参与乳腺癌的发生和发展过程，也可通过调节胆汁酸的代谢参与胆固醇结石的形成，具体调节过程如下：①结合胆汁酸能被肠道细菌产生的胆汁酸盐水解酶（bile salt hydrolase，BSH）水解成游离胆汁酸。②游离胆汁酸被具有 7α-脱羟酶活性的肠道细菌转化为次级胆汁酸，任何干扰此过程的因素都会导致胆汁酸代谢紊乱。

（3）他莫昔芬广泛应用于雌激素受体阳性乳腺癌的内分泌治疗，但其不良反应也不可忽视。Akin 等回顾性分析了 1990~1997 年因浸润性乳腺癌接受治疗的

3165 例患者，在 5 年末，接受他莫昔芬治疗者胆结石形成率为 37.4%，而未接受他莫昔芬治疗的患者仅为 2.0%（$P<0.0001$）。

2. 非结石性胆囊炎　发病率占胆囊炎总发病率的 5%左右，常发生于急危重症患者（如严重创伤、烧伤、大手术后及重症监护病房的患者）。其发病机制比较复杂，是多因素的，具体包括胆道系统结构异常、胆汁淤积、胆囊缺血-再灌注损伤、细菌感染、合并相关危险因素及神经因素等。乳腺癌患者术前长时间禁食、肠外营养和脱水等可引起功能性胆汁排泄障碍，同时术中和术后应用镇静和（或）镇痛（如吗啡）药物，也会影响胆囊收缩和导致奥迪括约肌功能紊乱，引起淤胆。胆汁淤积和浓缩可导致胆汁化学成分比例的改变，高浓度的胆盐会对胆囊黏膜产生刺激，造成损伤，增加穿孔和坏疽的风险。而胆囊动脉属于终末动脉，一旦发生供血不足，容易导致胆囊壁缺血坏死。乳腺癌患者手术治疗中出现的应激、低血压及应用血管活性药物均会引起血管收缩，造成血流灌注不足，同时胆汁淤积会增加胆囊腔内的压力，进一步降低胆囊灌注压，导致胆囊的缺血-再灌注损伤。有研究表明，乳腺癌术后感染的发生率为 13.07%，以革兰氏阳性菌居多，其中最常见的是对甲氧西林敏感的金黄色葡萄球菌和大肠杆菌。正常胆汁中不存在细菌，细菌侵入主要经胆道逆行感染，正常人群奥迪括约肌结构和功能正常，肠道细菌一般不易进入胆道系统引起感染。当进行手术、使用阿片类镇痛药不当时，奥迪括约肌损伤、痉挛，增加感染概率。同时，脓毒血症引起全身感染，细菌经血液循环到达胆囊，并在胆囊内定植，也会引起炎症；另外，周围脏器感染，病菌可直接移位至胆囊，从而诱发急性非结石性胆囊炎。

二、诊断

（一）症状

1. 急性胆囊炎　①右上腹痛，开始仅有右上腹不适，逐渐发展至阵发性绞痛；夜间发作常见，饱食、进食油腻食物常可诱发。疼痛可放射到右肩或背部，伴恶心、呕吐等消化道症状。②发热：患者常有轻至中度发热，通常无寒战，可有畏寒。如发生胆囊坏疽、穿孔或胆囊积脓，或合并急性胆管炎，可出现寒战、高热。③其他：少数患者可出现轻度黄疸。10%～15%的患者可因米里齐（Mirizzi）综合征或合并胆总管结石发生黄疸。

2. 慢性胆囊炎　临床表现常不典型，多数患者有胆绞痛病史，常在饱餐、进食油腻食物后出现腹胀、腹痛。腹痛程度不一，多在右上腹部，牵涉右肩背部，较少有畏寒、高热和黄疸，可伴恶心、呕吐。

（二）体征

右上腹胆囊区压痛，程度有个体差异，炎症波及浆膜时可有腹肌紧张及反跳痛，墨菲（Murphy）征阳性。部分患者可触及肿大胆囊并有触痛。如胆囊被大网膜包裹，则形成边界不清、固定压痛的肿块；如发生坏疽、穿孔则出现弥漫性腹膜炎表现。

（三）辅助检查

1. 实验室检查　可有白细胞计数升高，C 反应蛋白水平升高。

2. 影像学检查

（1）超声检查：为首选影像学检查。声像图表现为胆囊增大、胆囊壁增厚。可呈"双边征"，多数患者胆汁透声差，腔内见点状低回声或中强回声，伴有或不伴有胆囊结石及胆囊周围积液。

（2）CT 检查：可见胆囊增大，直径＞5cm，周围脂肪密度增高，胆囊壁弥漫性增厚超过 3mm 并呈分层状强化，其中周围无强化的低密度层，提示浆膜下水肿带或渗出。

（3）MRI 检查：T_1 加权像（T_1WI）和 T_2 加权像（T_2WI）显示胆囊增大和胆囊壁增厚；增厚的胆囊壁水肿层在 T_1WI 为低信号、T_2WI 为高信号。

三、鉴别诊断

1. 胃食管反流病　上腹部或胸骨后区域烧灼感，有食物反流病史。

2. 消化性溃疡　若存在上腹痛和反酸嗳气，应警惕消化性溃疡的可能性。症状包括体重减轻、贫血、黑便或吞咽困难。

3. 胆囊癌　与体重减轻或其他全身症状相关的慢性腹部症状，应警惕胆囊癌的可能性。影像学和组织学有助于明确诊断。

4. 阑尾炎　患者发病过程中常有转移性右下腹痛和右下腹麦氏点固定性压痛。

四、治疗和预后

急、慢性胆囊炎的首选治疗方法均为腹腔镜胆囊切除术。开放式胆囊切除术也是一种选择，但需要更长的恢复时间，适用于不适合腹腔镜手术的患者。当疑有胆总管结石时，可进行内镜逆行胰胆管造影（ERCP）。对于不宜手术或不愿接受手术者，可进行密切观察和保守治疗。低脂饮食有助于减少发病。在有症状的胆石症患者中，使用熊去氧胆酸已被证实可以降低胆绞痛和急性胆囊炎的发生率。

非结石性胆囊炎患者的病情常常很严重，虽然首选治疗方式依旧是手术，但需在术前稳定病情。对于病情不稳定的患者，可考虑在胆囊中放置一根经皮引流管，或通过 ERCP 放置支架以行胆囊减压。

腹腔镜胆囊切除术后患者可能会因腹腔镜吹气所致的二氧化碳滞留出现肩部疼痛，此疼痛会随着患者的活动和气体被缓慢吸收而消散，一般持续约 3 天。大多数患者肝脏会产生更多胆汁，但随着时间的推移，症状会有所改善。

单纯性急性胆囊炎患者预后佳，死亡率非常低。诊断延误病例可发生胆囊穿孔或坏疽，引起胆汁性化脓性腹膜炎时，预后变差。而非结石性胆囊炎患者死亡率高达 20%～50%。

五、预防

胆囊结石是胆囊炎的主要病因，因此，乳腺癌患者治疗期间对胆囊结石的预防是关键。预防措施包括保持良好生活习惯，调整膳食结构，避免术后食用高胆固醇、高饱和脂肪的食物，提倡低脂、低胆固醇、高维生素 C 和高纤维素饮食；及时发现和控制乳腺癌患者可能出现的高脂血症、高血压和糖尿病；嘱患者进行适当运动，维持正常体重。

（张惠之　冯俊涵　吴凯南）

参 考 文 献

黎昭君，唐继红，2019. 急性非结石性胆囊炎研究进展. 中国临床研究，32（10）：1438-1440.

赵瀚东，高鹏，詹丽，2022. 肠道菌群及其代谢物在胆囊胆固醇结石形成中的作用机制. 临床肝胆病杂志，38（4）：947-950.

Akin ML, Uluutku H, Erenoglu C, et al, 2003. Tamoxifen and gallstone formation in postmenopausal breast cancer patients: retrospective cohort study. World J Surg, 27（4）：359-395.

Barie PS, Eachempati SR, 2010. Acute acalculous cholecystitis. Gastroenterol Clin North Am, 39（2）：343-357.

de Bari O, Wang TY, Liu M, 2015. Estrogen induces two distinct cholesterol crystallization pathways by activating ERα and GPR30 in female mice. J Lipid Res, 56（9）：1691-1700.

Guarino MP, Cocca S, Altomare A, et al, 2013. Ursodeoxycholic acid therapy in gallbladder disease, a story not yet completed. World J Gastroenterol, 19（31）：5029-5034.

Mayumi T, Okamoto K, Takada T, et al, 2018. Tokyo Guidelines 2018: management bundles for acute cholangitis and cholecystitis. J Hepatobiliary Pancreat Sci, 25（1）：96-100.

O'Connor RÍ, Kiely PA, Dunne CP, 2020. The relationship between post-surgery infection and breast cancer recurrence. J Hosp Infect, 106（3）：522-535.

Pisano M, Allievi N, Gurusamy K, et al, 2020. 2020 World Society of Emergency Surgery updated guidelines for the diagnosis and treatment of acute calculus cholecystitis. World J Emerg Surg,

15（1）：61-69.

Shabanzadeh DM，Sørensen LT，Jørgensen T，2017. Association between screen-detected gallstone disease and cancer in a cohort study. Gastroenterology，152（8）：1965-1974. e1.

Sung H，Ferlay J，Siegel RL，et al，2021. Global cancer statistics 2020：GLOBOCAN estimates of incidence and mortality worldwide for 36 cancers in 185 countries. CA Cancer J Clin，71（3）：209-249.

Valderrama-Treviño AI，Granados-Romero JJ，Espejel-Deloiza M，et al，2017. Updates in Mirizzi syndrome. Hepatobiliary Surg Nutr，6（3）：170-178.

第二十一章　乳腺癌治疗期间胰腺炎的诊治

急性胰腺炎（acute pancreatitis）是常见的外科急腹症之一，是由多种原因导致胰腺分泌的胰酶在胰腺内激活引起胰腺组织自身消化、水肿甚至出血坏死的炎症反应。临床上以轻症多见，仅表现为胰腺水肿，常为自限性。如这种炎症反应进展为胰腺实质和胰管的不可逆慢性炎症及纤维性病变阶段，则称为慢性胰腺炎（chronic pancreatitis），该阶段往往表现为反复发作的上腹部疼痛伴有不同程度的胰腺内、外分泌功能减退或消失。近年，乳腺癌患者治疗期间并发的胰腺炎屡见报道，乳腺癌和胰腺炎之间的关联及乳腺癌患者治疗期间并发胰腺炎的研究也越来越深入。为更好地认识乳腺癌和胰腺炎的直接关系，将乳腺癌患者接受综合治疗期间，由应激反应和药物治疗引起上述胰腺改变并产生相应的临床症状，称为乳腺癌相关胰腺炎（breast cancer associated pancreatitis）。本章将主要探讨乳腺癌治疗期间胰腺炎的诊治。

一、病因和发病机制

（一）手术应激相关胰腺炎

虽然随着先进设备的应用及乳腺外科的进展，专科医生可以在较短的时间内完成乳腺癌手术，但仍有一些乳房重建手术、局部皮瓣转移覆盖手术、腔镜下乳腺手术需要较长时间完成，这些手术应激可以使胰腺腺泡细胞的形态改变、蛋白酶激活并产生炎症刺激因子，引发胰腺炎，而且随着患者年龄的增长，发生比例上升。

手术应激反应可破坏人体的内环境稳态，并刺激大脑内的相关信号通路，引起交感神经兴奋和下丘脑-垂体-性腺轴激活。这些反应会通过释放诸如 P 物质、降钙素原等以不同的途径对胰腺造成损伤。手术引起的创伤、术后的炎症和感染等均会导致机体分泌热休克蛋白（heat shock protein，HSP）复合体并保护机体对抗手术应激。但在某些作用机制下，HSP 分泌受阻则会促使自发性的胰蛋白酶原激活。还有研究发现，HSP72 的表达异常可以激活 NF-κB 这一信号通路并进一步阻止胰腺组织的损伤修复。另有研究表明，HSP 家族的另一成员 HSP27 可以保持胰腺腺泡肌动蛋白细胞骨架的完整性，细胞骨架的不稳定性与胰酶的分泌异常调节是密切相关的。因此，HSP27 的表达丢失会逆转这一过程进而诱导胰腺炎的发生。总之，手术应激后 HSP 的激活可以通过多种信号调控发挥对胰腺的保护作用，但如果 HSP 表达异常或发生对下游信号的异常调控,上述保护机制将被逆转而诱发胰腺炎。

除了急性手术应激之外,乳腺癌手术治疗结束后的慢性应激也是诱发胰腺炎的一个危险因素。手术慢性应激过程中,主要通过 TNF-α 增敏胰腺外分泌腺的功能,通过多种途径诱发胰腺炎。氧化应激和炎症反应是乳腺癌患者术后的常见损伤过程,但是氧化应激和炎症反应的单独损害一般不会引发急性胰腺炎的病理变化,而是在手术的慢性应激下增加了胰腺对外界刺激的敏感性,从而放大了相应刺激对胰腺的损伤而诱发胰腺炎。在此过程中,胰腺组织长期暴露于白细胞浸润和炎症前体细胞因子 TNF-α 中,而白细胞分泌的 TNF-α 直接介导了胰腺细胞内胰蛋白酶的激活和胰腺细胞死亡。

(二)化疗相关胰腺炎

研究表明,化疗可引起乳腺癌患者脂肪代谢异常,如化疗性脂肪肝等,而它正是引起非酒精性脂肪性胰腺炎(non-alcohol fatty pancreatitis)的主要原因之一。药物导致的急性胰腺炎发病率为 0.1%～2%。其发病的可能机制主要有胰腺导管的阻塞、细胞毒作用、毒性代谢产物的蓄积及超敏反应、药物引起高甘油三酯血症及高钙血症等。现有的相关报道表明,乳腺癌患者接受化疗的同时接受相应辅助药物的支持治疗,如类固醇及 5-HT$_3$ 受体拮抗剂等,均可能诱发胰腺炎。而以下化疗药物也可能诱发胰腺炎:紫杉醇、异环磷酰胺、长春瑞滨、顺铂、阿糖胞苷、维 A 酸及左旋门冬氨酸等。其中左旋门冬氨酸诱发胰腺炎的概率较高,为 2.5%～8%。此外,化疗相关胰腺炎的发病机制也可能是乳腺癌患者免疫功能低下、化疗药物导致白细胞减少、消化功能紊乱、恶心呕吐致胆汁反流,激活了胰酶分泌而诱发胰腺炎,甚至重症胰腺炎,应高度警惕。

(三)放疗相关胰腺炎

乳腺癌放疗相关胰腺炎较为少见,多与乳腺癌放疗靶区划定及放射剂量不规范相关。特别是放射位置较低导致放射线对胰腺的损伤。放射线会损伤胰腺的小导管和腺泡,从而引起细胞溶解酶增加,引起胰腺损伤。而放射线不仅可以直接引起胰腺损伤,还可以通过损伤胰腺毛细血管导致部分渐进性坏死灶的形成。大的导管壁的损伤可引起水肿、炎症、输出导管的膨胀和堵塞,所有这些可进一步引起与输出管相连的腺泡萎缩。在慢性期(一般是接受放疗后的 50～100 天)可看到胰腺毛细血管的数量减少,而在毛细血管减少区域及无毛细血管区域会出现渐进性坏死灶。坏死区域及无意义的再生导致了组织的渐进性破坏。胰腺组织因放射线照射而出现坏死是放疗引起胰腺炎的病理学基础。

（四）内分泌治疗相关胰腺炎

内分泌治疗是激素受体阳性乳腺癌患者综合治疗的重要组成部分，常见的内分泌治疗药物包括以他莫昔芬和托瑞米芬为代表的选择性雌激素受体调节剂、以来曲唑和阿那曲唑为代表的非甾体类芳香化酶抑制剂和以依西美坦为代表的甾体类芳香化酶抑制剂等。近年来，内分泌治疗诱发乳腺癌相关胰腺炎的案例时有报道，这一问题受到的关注也越来越多。内分泌治疗引起的胰腺炎绝大多数为高甘油三酯血症性急性胰腺炎（hypertriglyceridemia-induced acute pancreatitis，HAP）。其中以接受他莫昔芬治疗引起的胰腺炎居多。他莫昔芬长期服用诱发 HAP 发病急骤，病情凶险复杂，病死率高，临床诊治过程中应高度警惕。现有的研究发现，长期服他莫昔芬的患者脂肪肝的发生风险增加，脂肪肝患者平均甘油三酯水平明显升高，甘油三酯水平升高是他莫昔芬诱发 HAP 的基础。长期口服他莫昔芬导致的高脂血症主要临床表现为血清甘油三酯水平明显升高，而血清胆固醇和超低密度脂蛋白水平则不受影响或降低。除他莫昔芬外，来曲唑、阿那曲唑等非甾体类芳香化酶抑制剂也可诱发严重的血脂异常（高胆固醇血症），因此在临床使用过程中应严密监测患者的血脂水平。

（五）靶向治疗相关胰腺炎

靶向治疗引起的胰腺炎较为少见，具体发病机制尚不明确。有研究发现，曲妥珠单抗联合化疗可增加有慢性胰腺炎病史的乳腺癌患者发生急性胰腺炎的风险。其具体机制可能与患者在靶向治疗维持阶段免疫功能低下、营养补充不足等个体化因素相关。

（六）免疫治疗相关胰腺炎

免疫治疗引起乳腺癌相关胰腺炎的具体机制目前尚未阐明。免疫治疗并不是通过促进胆道梗阻诱发胰腺炎，而是通过自身免疫介导胰腺肿大和胰管的不规则狭窄性改变。这可能与患者免疫治疗过程中激素的使用有关。另一种观点认为，免疫治疗药物可能引起特发性胰腺炎的相关基因（如 *PRSS1*、*SPINK1*、*CTRC*、*CPAI*、*CFTR* 等）突变，进而导致胰腺炎。

二、诊断

（一）临床表现

1. 乳腺癌相关急性胰腺炎一般临床表现　乳腺癌相关胰腺炎多数为急性胰腺炎，由手术应激、化疗药物、内分泌治疗药物引起，与普通急性胰腺炎有类似的临床表现。

（1）腹痛：是最主要的临床症状，疼痛为左上腹持续性剧痛，可放射至左肩及左腰背部。

（2）腹胀：是腹腔神经丛受刺激后产生肠麻痹的结果，继发感染后可由腹膜后的炎症刺激引起。

（3）恶心、呕吐：早期即可出现，与腹痛同时存在；剧烈而频繁，呕吐后疼痛不缓解。

（4）腹膜炎体征：以中上或左上腹为主的压痛、反跳痛及肌紧张，范围广者可累及全腹，肠鸣音减弱或消失，部分患者移动性浊音阳性。

（5）其他：组织坏死可引起持续性发热，严重者可有脉搏细速、血压下降甚至休克，伴急性肺衰竭并出现呼吸困难、发绀等。部分患者也可出现呕血及便血。如伴随低钙血症，可引起手足抽搐及四肢麻木。重症时可有弥散性血管内凝血（DIC）表现及中枢神经系统症状。

2. 乳腺癌相关慢性胰腺炎一般临床表现　部分乳腺癌相关胰腺炎表现为慢性胰腺炎，由内分泌治疗药物、放疗等引起，具有慢性胰腺炎的临床表现。

（1）腹痛：是乳腺癌相关胰腺炎最常见的症状，开始为隐痛，发作时呈持续性剧烈疼痛。以上腹部剑突下或左上腹明显，可放射至腰背部。

（2）消瘦：乳腺癌患者本身因肿瘤负荷而消瘦，并发胰腺炎时可进一步引起食欲减退，体重减轻。

（3）脂肪泻：部分患者可出现，由于乳腺癌综合治疗致胰腺外分泌不足，表现为粪便不成形、油光恶臭等。

（4）糖尿病：乳腺癌综合治疗可使胰腺组织的内分泌腺受到大量破坏，胰岛素分泌减少，引起糖尿病。

（5）黄疸：此类胰腺炎患者很少有胆道梗阻，少数患者可因长期病变发生胰头纤维增生，对胆管或壶腹部产生压迫而引起黄疸。

3. 乳腺癌相关胰腺炎特有临床表现　除胰腺炎常见的临床表现外，乳腺癌相关胰腺炎也有其特有的临床表现。

（1）化疗药物引起的胰腺炎可有手足皮肤黑斑脱皮、四肢水肿等表现。

（2）放疗引起的胰腺炎以慢性胰腺炎居多，患者发病时放疗因素往往容易被忽略，因此应引起重视，如患者发病时有局部皮肤放射性皮炎、色素沉着等，需警惕放疗相关胰腺炎。

（3）他莫昔芬引起的胰腺炎可合并药物本身的副作用，如面部潮红、皮肤干燥、红斑和皮炎等。有文献报道，他莫昔芬引起的胰腺炎，严重时也可有低血压、嗜睡、发热、少尿等表现。

（二）辅助检查

1. 常规实验室检查

（1）胰酶测定：是最常用的实验室检查，包括血、尿淀粉酶的测定。血淀粉酶超过 500U/dl，尿淀粉酶显著升高，具有诊断价值。其值越高，诊断率越高。但应注意，胰酶升高幅度和病变严重程度并非呈正相关。也需与其他原因引起的血淀粉酶升高鉴别。

（2）血清脂肪酶测定：血清脂肪酶升高具有特异性，是比较客观的诊断指标。

（3）其他实验室检测指标：如血常规有白细胞计数及中性粒细胞百分比升高，血生化显示肝功能异常、高血糖、低钙血症，血气分析异常及 C 反应蛋白升高等都有诊断价值。

（4）诊断性腹腔穿刺：若腹腔内见血性渗出液，并检测出淀粉酶升高，则具有诊断意义。

（5）胰腺功能检测：胰泌素试验、促胰酶素-胰泌素联合试验、Lundh 试验、BT-PABA 试验等，以及转铁蛋白测定和葡萄糖耐量测定，对诊断慢性胰腺炎有重要价值。

2. 常规影像学检查

（1）超声检查：可以发现胰腺水肿和周围积液，表现为胰腺低回声，如出现强回声则提示有出血、坏死可能。

（2）CT 检查：腹部增强 CT 是目前最具有诊断价值的影像学检查，在乳腺癌相关胰腺炎的诊断中具有重要的作用，还可以用于鉴别是否有胰腺组织坏死。

（3）MRI 检查：在乳腺癌相关胰腺炎的诊断价值不如 CT，可发现部分乳腺癌综合治疗引起胰腺组织水肿导致的胰管压迫及胰腺解剖结构的异常。

3. 乳腺癌相关胰腺炎特殊检查

（1）P 物质、降钙素原：手术应激状态会导致机体释放 P 物质、降钙素原，进而引起对胰腺组织的损伤，因此对诊断乳腺癌相关胰腺炎有一定的参考价值。

（2）血脂检测：他莫昔芬引起的高甘油三酯血症是导致急性胰腺炎的重要原因，因此应重视血脂的检测。他莫昔芬对雌激素受体的激动作用使得肝脏分泌极低密度脂蛋白增加，同时，他莫昔芬还降低了脂蛋白脂酶和肝脏甘油三酯脂肪酶的活性。他莫昔芬引起的甘油三酯血症一般发生在用药 4～8 周以后。

（3）脂肪代谢：目前有研究认为，肥胖、年龄增长、糖尿病等代谢性疾病可导致胰腺组织内脂肪过度沉积。而化疗引起的脂肪代谢异常是乳腺癌患者非酒精性脂肪性胰腺炎的重要基础，故检测患者脂肪代谢指标也可帮助诊断。

（三）诊断标准

临床上同时符合以下 4 项中的 3 项，则可诊断为乳腺癌相关胰腺炎：

（1）患者正在接受乳腺癌综合治疗或近期内（50～100 天）接受过乳腺癌综合治疗。

（2）有符合急性胰腺炎的临床表现，特别是腹痛。

（3）血、尿淀粉酶高于正常值的 3 倍以上。

（4）符合胰腺炎的影像学表现。

三、治疗

1. 非手术治疗　绝大多数乳腺癌相关胰腺炎以非手术治疗为主，与普通胰腺炎类似。

（1）禁食禁饮、胃肠减压：主要是防止呕吐，减轻腹胀，同时可降低腹内压。

（2）抑酸抑酶：通过质子泵抑制剂和 H_2 受体拮抗剂的使用间接抑制胰腺的分泌；而生长抑素和胰蛋白酶的使用也可以抑制胰腺分泌。

（3）积极补液、防止休克：维持水、电解质平衡，纠正酸中毒，预防低血压，保持循环的稳定并改善微循环。

（4）解痉镇痛：在诊断不明时，不推荐使用镇痛药物。在诊断明确的情况下，可应用解痉镇痛药物缓解腹痛症状。

（5）营养支持：禁食禁饮期间给予肠外营养；病情稳定后，可适当给予肠内营养；恢复排气排便后，酌情恢复饮食。

（6）合理使用抗菌药物：根据相应的感染证据合理使用针对性的抗菌药物。

（7）若乳腺癌综合治疗导致慢性胰腺炎，需做到禁烟酒，伴有疼痛者可对症镇痛，保持合理饮食习惯和饮食结构，严格控制血糖，必要时给予营养支持。

2. 手术治疗　少有乳腺癌相关胰腺炎的患者采取手术治疗。但患者出现胰腺和胰周坏死组织继发感染、合并大出血或肠穿孔和胰腺假性囊肿时，则有手术指征。临床多采用坏死组织清除加腹腔引流的术式。

3. 针对乳腺癌综合治疗的病因防治　乳腺癌综合治疗的因素是诱发乳腺癌相关胰腺炎的重要原因。因此，针对乳腺癌综合治疗的病因治疗，是此类胰腺炎治疗的重要环节。

（1）围手术期管理：通过加强对围手术期管理，尽量减少手术创伤对患者产生的应激作用，是预防乳腺癌手术相关胰腺炎的重要手段。具体包括患者术前宣教、严格的术前评估、术中手术规范与麻醉检测、术后护理及康复指导等。

（2）个体化疗策略：乳腺癌患者接受个体化评估，制定个体化的化疗方案。同时强调多学科团队对乳腺癌患者治疗的指导意义。应根据乳腺癌相关胰腺炎的严重程度、疾病状态决定是否减少化疗药物的使用剂量或暂时中止化疗。尽量减少化疗辅助药物，如类固醇及 5-HT$_3$ 受体拮抗剂的使用。

（3）精准放疗：加强放疗的规范性，减少放疗引发的慢性胰腺炎。做到严格精准的靶区设计及放疗剂量、合理的放疗计划、放疗屏蔽保护及放疗评估。

（4）合理选择内分泌治疗：对于他莫昔芬引起的乳腺癌相关胰腺炎，需及时暂停口服他莫昔芬，口服降血脂类药物，抑酸抑酶。同时，应重视血脂检测，针对严重高脂血症，采用胰岛素联合低分子量肝素治疗，胰岛素持续微量泵入，将血糖控制在 5～8mmol/L，并酌情使用低分子量肝素。之后患者可改用依西美坦等对血脂影响较小的内分泌治疗药物，做好血脂检测，根据患者激素水平决定是否联合卵巢功能抑制治疗。

（5）严格降血脂：口服降脂药物（贝特类）、血液净化、血浆置换联合血脂吸附、静脉滴注肝素联合胰岛素等可快速有效降低血清甘油三酯水平。尽量在 3～6 天使患者血脂降至正常水平。

（6）其他：如在靶向治疗、免疫治疗或其他治疗过程中诱发胰腺炎，应及时暂停相应治疗，并按照上述胰腺炎的治疗方案对症处理。

（张　翔　厉红元）

参 考 文 献

白晓絮，刘巍，潘文婧，等，2014. 罕见的化疗相关性血液及消化系统急性不良反应. 现代肿瘤医学，22（1）：201-203.

寇玉彬，陆运松，陈小平，2018. 他莫昔芬致高脂血症引发急性胰腺炎一例. 肝胆胰外科杂志，30（6）：516-517.

李欣，周仁荣，2010. 肿瘤化疗致急性胰腺炎 2 例. 临床肿瘤学杂志，15（3）：288-289.

翟超，郑明华，肖栋，等，2021. 乳腺癌术后服用他莫昔芬诱发重症胰腺炎的治疗（附 2 例报告）. 山东医药，61（18）：80-83.

张高峰，汤礼军，2015. 应激因素对胰腺炎发病的影响. 西南军医，17（1）：59-61.

朱建平，侯小兵，牟东成，等，2021. 癌症化疗期间合并急性胰腺炎的中西医结合防治体会. 中国医药导刊，23（11）：819-822.

Bazzano LA, 2008. Effects of soluble dietary fiber on low-density lipoprotein cholesterol and coronary heart disease risk. Curr Atheroscler Rep, 10（6）：473-477.

Hozumi Y, Kawano M, Saito T, et al, 1998. Effect of tamoxifen on serum lipid metabolism. J Clin Endocrinol Metab, 83（5）：1633-1635.

Schneider A, Hirth M, Münch M, et al, 2017. Risk of cancer in patients with autoimmune pancreatitis: a single-center experience from Germany. Digestion, 95（2）：172-180.

第二十二章 乳腺癌合并食管癌的诊治

乳腺癌和食管癌均为上皮来源的恶性肿瘤，但乳腺和食管在胚胎发育时起源于不同胚层。乳腺起源于原始外胚层，而食管起源于中胚层。

食管癌是指由食管鳞状上皮或腺上皮的异常增生所形成的恶性肿瘤。按组织类型食管癌主要分为食管鳞状细胞癌（esophageal squamous cell carcinoma，ESCC；简称食管鳞癌）和食管腺癌（esophageal adenocarcinoma，EAC），在我国以食管鳞癌为主。WHO 数据显示，2020 年我国食管癌新发病例为 32.4 万例，死亡病例为 30.1 万例，分别占全球食管癌发病与死亡病例的 53.70% 和 55.35%，其发病率和死亡率分别居全部癌症发病率和死亡率的第 6 位和第 5 位。乳腺癌的发病率和死亡率则分别居全部癌症发病率和死亡率的第 5 位和第 8 位。

多原发癌（multiple primary cancer，MPC）发病率较低，近年略有增加，文献报道为 2%～17%。国内乳腺癌患者 MPC 的发病率为 2.6%～8.79%，国外为 1.15%～11.7%。研究表明，与正常人相比，女性乳腺癌患第二原发癌的风险增加了 17%～20%，以消化系统及呼吸系统多见。乳腺癌的第二原发癌以对侧乳腺最多，其次是甲状腺癌。即使食管癌和乳腺癌的发病率较高，但两类原发癌器官的胚胎起源和高危人群不尽相同，乳腺癌合并食管癌的病例仍比较少见，目前尚无乳腺癌合并食管癌诊治的相关指南。

一、发病相关危险因素

乳腺癌 MPC 的危险因素包括医源性因素（如放化疗等）、遗传（如 Li-Fraumeni 综合征，即抑癌基因 *p53* 异常）、不良生活习惯、基因突变、高龄等。

（一）放、化疗

化疗在恶性肿瘤治疗中具有两面性。随着对抗癌药物研究的逐渐深入，发现许多药物除杀伤癌细胞外，还有不同程度的促癌作用（如烷化剂、丝裂霉素、多柔比星等），其作用机制可能是化疗药物导致 DNA-蛋白质交联或引起 DNA 链断裂及细胞转化、突变、染色体畸变等，可引起食管癌。放疗在治疗恶性肿瘤的同时，大剂量的辐射也可能诱导食管恶性肿瘤的发生。

（二）遗传因素

乳腺癌和食管癌均有家族遗传倾向。近期研究表明，食管癌家族史与食管鳞癌发病风险密切关联，食管鳞癌的发病风险随着患有食管癌的一级亲属数量的增加而增加，另外父母双方都患有食管癌者食管鳞癌发病风险大幅度增加。根据食管癌流行病学调查，约 60%的食管癌患者有家族史。遗传因素也是乳腺癌发病的高危因素。一级亲属（如父母、子女及兄弟姐妹）中有乳腺癌病史者，发病风险是普通人群的 2～3 倍。

目前，全基因组关联分析已经确定几十个食管癌的遗传易感位点。Song 等进行综合基因组分析研究，最终确定了 8 个突变位点，包括 *TP53*、*RB1*、*CDKN2A*、*PIK3CA*、*NOTCH1* 和 *NFE2L2*，另外 2 个是新发现的食管鳞癌相关基因 *ADAM29* 和 *FAM135B*。研究表明，有肿瘤家族史的患者更容易发生 MPC，其发生新癌的概率比健康人高 6～12 倍；而 MPC 患者中 14%～50%有肿瘤家族史。可能原因是遗传基因异常，导致对致癌原的敏感性增强，使由该基因表达的组织及器官更易发生癌变。

乳腺癌和食管癌的相同遗传位点有 *TP53*，该基因主要与 Li-Fraumeni 综合征（LFS）相关。LFS 是一种癌症易感综合征，主要涉及下列肿瘤的发生：软组织肉瘤、骨肉瘤、绝经前乳腺癌、脑肿瘤、肾上腺皮质癌（ACC）和白血病等。

（三）不良生活习惯

1. 饮酒　是食管癌和乳腺癌的共同危险因素，酒精每日摄入量增加 10g，食管鳞癌风险增加 25%。Prabhu 等纳入 18 篇探索食管鳞癌和饮酒关系的研究论文进行荟萃分析，结果显示，每周酒精摄入量＞200g 者的食管癌发病风险是不饮酒者的 4.65 倍。在亚洲人群中，每周酒精摄入量＞200g 者的食管癌发病风险是不饮酒者的 5.80 倍；在欧洲人群中，每周酒精摄入量＞200g 者的食管癌发病风险是不饮酒者的 3.87 倍。

2. 吸烟　有充分的证据证明，吸烟会提高食管癌的发病率。有研究者对 1987～2015 年发表的 52 项研究进行了荟萃分析，研究人群来源于北美、欧洲、大洋洲、亚洲及南美洲地区，结果显示，吸烟者和曾经吸烟者食管鳞癌的发病风险分别是不吸烟者的 4.18 倍和 2.05 倍。在中国人群中开展的相关研究也支持吸烟是食管癌的危险因素。

3. 特定的饮食因素　已有研究表明，热烫饮食、腌制饮食、辛辣饮食、油炸饮食、高盐饮食、霉变饮食、硬质饮食、快速进食、不规律饮食、进食较多酸菜均会增加食管癌的发病风险。亚硝胺类化合物具有很强的致癌作用，它在腌制食物中的含量较高。霉变食物可以诱发鼠类食管和胃的癌前病变或鳞癌，从中分离出的根霉、白地霉、黄曲霉及芽枝霉均能诱发肿瘤。这类真菌与亚硝胺有协同促癌作用。

二、诊断

（一）临床表现

乳腺癌患者合并食管癌时，早期多无症状，多因乳腺癌患者术后例行常规检查时发现早期食管癌；也可因乳腺癌患者术后出现吞咽困难症状时发现；或因诊治乳腺癌或食管癌时，胸部 CT 等检查意外发现合并有其他肿瘤。乳腺癌合并中晚期食管癌患者可表现为胸痛。

1. 症状　早期食管癌常无明显不适，部分患者可出现以下症状：①大口进食硬质食物时有轻微哽噎感或疼痛感；②进食后异物感；③进食后胸骨后胀痛不适。早期食管癌的症状时轻时重，容易被患者忽略，其临床表现也不典型，并非食管癌所特有，需与其他疾病相鉴别。

中晚期食管癌的典型症状是进行性吞咽困难。晚期食管癌压迫周围器官、侵犯周围组织或远处转移后，可出现相关症状。当肿瘤压迫喉返神经时可致声音嘶哑；压迫膈神经可引起呃逆或膈神经麻痹；胸上段或颈段食管癌压迫颈交感神经可产生霍纳（Horner）综合征；压迫气管或支气管可出现呼吸困难和刺激性干咳。肿瘤侵犯主动脉则可产生致命性出血；侵犯气管或支气管后可出现气管食管瘘；侵犯胸膜，肿瘤破裂后可出现纵隔脓肿或脓胸。

2. 体征　食管癌因位置较深，颈部食管位于气管后方，受到颈部肌群、气管、血管和脊柱的遮挡；胸段和腹段食管位于胸腹腔内，无法触及，多无明确体征。体格检查时需注意有无锁骨上淋巴结肿大，此时需鉴别乳腺癌的锁骨上淋巴结转移。

（二）辅助检查

食管癌的辅助检查以食管造影、胸部 CT 及内镜检查最为重要。

1. 食管造影　包括吞服钡剂或其他液体造影剂，如复方泛影葡胺。食管造影是诊断食管癌和食管胃结合部肿瘤的最常用方法。食管吞钡双重对比造影，因钡剂较黏稠，对早期破口较小的食管瘘发现率较低，或其他原因无法耐受钡剂时，可选用复方泛影葡胺作为造影剂口服。低张双重造影对早期食管癌的检出较常规造影更有效。

2. CT 检查　颈、胸、上腹部增强 CT 是食管癌的常规检查，可明确食管肿瘤大小，并粗略判断是否合并周围组织侵犯，初步确定 T 分期；可以大致判断有无颈部、纵隔及腹腔内淋巴结转移，初步确定 N 分期；并明确有无胸腹腔内其他脏器转移，初步判断 M 分期，从而为制定后续治疗方案做出指导。

3. 内镜检查　包括食管镜或电子胃镜。胃镜检查对食管胃结合部肿瘤的诊断优于食管镜，因而胃镜检查是食管癌的首选检查手段。普通胃镜检查对明确肿瘤所处部位、肿瘤大小、肿瘤病理形态、是否活检均有重要作用。胃镜活检时应注意从肿瘤边缘取材，肿瘤中央取材可能取到坏死组织，从而导致取材失败。

胃镜检查还包括超声胃镜、窄带成像内镜（放大胃镜）和染色胃镜。超声胃镜对判断肿瘤侵犯深度的准确率明显高于 CT 检查，对食管旁淋巴结的检查也优于 CT 检查。染色放大胃镜可提高食管癌的检出率，文献报道，碘染色放大胃镜对早期食管癌和（或）食管不典型增生的敏感性和特异性均高于 80%。

4. 其他检查　正电子发射断层成像（PET）/CT 检查在评估食管淋巴结转移和远处转移方面优于 CT 检查，但受限于高昂的费用，不作为首选检查方式。支气管镜检查可判断有无气管黏膜受侵犯、有无食管气管瘘等。

三、相关概念及食管癌分型

（一）食管临床分段

颈段食管：上自下咽，下达胸廓入口即胸骨上切迹水平，内镜下通常距门齿 15～20cm。胸上段食管：上起胸廓入口，下至奇静脉弓下缘（即肺门之上），内镜下通常距门齿 20～25cm。胸中段食管：上起奇静脉弓下缘，下至下肺静脉下缘（即肺门之间），内镜下通常距门齿 25～30cm。胸下段食管：上起自下肺静脉下缘，下至食管裂孔（即肺门以下），内镜下通常距门齿 30～40cm。腹段食管：为食管裂孔至贲门。

（二）食管胃结合部定义

食管胃结合部即食管末端和胃的起始，相当于贲门切迹或腹膜反折水平或食管括约肌下缘，与组织学上的鳞柱交界不完全一致，解剖范围包括胸下段食管、食管胃交界线及胃近端 5cm 范围。

（三）浅表型食管癌及癌前病变内镜下分型

我国内镜学分型：隐伏型（充血型）、糜烂型、斑块型和乳头型。

病理学病变层次分类：病变仅局限于上皮内，未突破基底膜者，为 M1 型（高级别上皮内瘤变/重度异型增生；Tis）。浅表型食管癌分为黏膜内癌和黏膜下癌：黏膜内癌分为 M2 型与 M3 型。M2 型指病变突破基底膜，侵及黏膜层；M3 型指病变侵及黏膜肌层。黏膜下癌根据其侵犯深度可分为 SM1 型、SM2 型、SM3 型。SM1 型指病变侵犯黏膜下层上 1/3；SM2 型指病变侵犯黏膜下层中 1/3；SM3 型指病变侵犯黏膜下层下 1/3。对于内镜下切除的食管鳞癌标本，以 200μm 作为区分病变侵犯黏膜下浅层与深层的临界值。

（四）食管癌病理组织学类型

参照 2019 版 WHO 消化系统肿瘤分类，常见病理组织学类型包括鳞癌、腺癌等，其中以食管鳞癌发病率最高，食管胃结合部癌以腺癌发病率最高。

四、食管癌的治疗

早发现、早诊断、早治疗对食管癌的治疗效果十分重要，采用以手术为主的多学科综合治疗，还包括内镜治疗、化疗、放疗、免疫治疗和营养治疗等。

（一）内镜治疗

食管癌内镜下切除的绝对适应证：病变局限于上皮层和黏膜固有层的 T1a 期食管癌（M1、M2 型），淋巴结转移风险低。内镜下切除的相对适应证：病变延伸至黏膜肌层或轻微浸润黏膜下层（黏膜下浸润深度＜200μm）（M3、SM1 型）；若肿瘤范围≥3/4 环周，切除后狭窄风险较大，应向患者充分告知术后狭窄等风险。内镜下切除的相对禁忌证：浸润深度（≥200μm）达到黏膜下层（T1b 期）的病变（SM2、SM3 型），转移风险明显升高，即使被归类为浅表性癌，也应该首选外科手术治疗。

对于符合内镜下切除绝对和相对适应证的早期食管癌患者，推荐进行内镜下切除，首选内镜黏膜下剥离术（endoscopic submucosal dissection，ESD）。ESD 是指内镜下在黏膜下注射后使用特殊电刀逐渐分离黏膜层与固有肌层之间的组织，将病变黏膜和黏膜下层完整剥离的方法。

内镜下射频消融术（endoscopic radio frequency ablation，ERFA）可用于治疗局限于黏膜固有层以内的食管鳞癌。因病灶过长、近环周等原因难以整块切除或患者不耐受内镜切除术时可考虑 ERFA。

对于不可根治性切除的晚期食管癌患者，还可采取食管覆膜支架植入术，以缓解吞咽困难。

（二）手术治疗

1. 食管癌的外科手术治疗方法　根据手术入路的不同分为经左胸入路的 Sweet 食管癌切除术（经左胸游离食管+经膈肌游离胃+胸内或颈部吻合术）和经右胸入路的 McKeown 食管癌切除术（经右胸游离食管+经上腹游离胃+颈部吻合术）、Ivor-Lewis 食管癌切除术（经上腹游离胃+经右胸游离食管+胸内吻合术）。对胸段食管癌推荐经右胸入路手术。对上纵隔无淋巴结转移的食管胸中下段癌，也可选择经左胸入路等手术。

2. 食管癌术后主要并发症及处理　食管癌的主要术后并发症包括吻合口瘘、

食管气管瘘、食管胸膜瘘、吻合口狭窄等。McKeown 食管癌切除术颈部吻合口瘘发生率较胸内吻合口瘘发生率高，但预后较好；Ivor-Lewis 食管癌切除术和 Sweet 食管癌切除术胸内吻合口瘘发生率稍低，但后果严重，处理困难。早期吻合口瘘以保守治疗、禁食禁饮、营养支持、抗感染治疗为主，破口较大的早期吻合口瘘可通过再次手术处理。晚期颈部吻合口瘘可通过内镜治疗和肌瓣修补；晚期胸内吻合口瘘主要通过内镜治疗，包括食管覆膜支架植入等。吻合口狭窄的患者，术后内镜下食管扩张往往在手术后 3 个月再采用。

（三）放疗

对于 cTis～2N1～3M0 或 cT3～4aNanyM0 期食管癌拟行手术者，推荐术前新辅助放化疗以提高根治性切除率、病理完全缓解率、局部肿瘤控制率，一般在术前新辅助放化疗 4 周后采取手术治疗。非计划手术或拒绝手术治疗者，推荐行根治性同步放化疗。术后经病理学评估为非根治性切除（R1 或 R2），或者虽为 R0 切除，但为（y）pT4NanyM0 期者，可根据患者恢复情况考虑行术后辅助同步放化疗。

术后局部复发、晚期食管癌合并食管梗阻、广泛性淋巴结转移、合并远处脏器转移，经全身系统性药物治疗后评估病情稳定或病灶缩小者，可考虑姑息性放疗。

（四）药物治疗

乳腺癌和食管癌同为上皮来源性肿瘤，其相同的化疗药物有铂类制剂和紫杉醇。对于 HER2 阳性食管癌和乳腺癌患者，均可使用曲妥珠单抗。免疫检查点抑制剂联合化疗已经成为晚期食管癌一线的标准治疗，同时 PD-1/程序性死亡受体配体 1（PD-L1）在国外已经应用于乳腺癌的治疗。对乳腺癌合并食管癌推荐使用 PD-1/PD-L1。

对于晚期食管癌和食管胃结合部癌（包括鳞癌和腺癌）患者，一线治疗推荐在顺铂+氟尿嘧啶化疗基础上，联合帕博利珠单抗；对于晚期食管胃结合部腺癌患者，一线治疗可在奥沙利铂+氟尿嘧啶类药物的基础上，联合纳武利尤单抗；对于晚期食管鳞癌患者，一线治疗可在紫杉醇+顺铂化疗的基础上联合卡瑞利珠单抗。

对于 HER2 阳性晚期食管胃结合部腺癌患者，一线治疗可在顺铂+氟尿嘧啶类药物的基础上联合曲妥珠单抗。对 HER2 阳性乳腺癌和食管癌患者，有研究表明 PD-1/PD-L1 联合曲妥珠单抗能够提高有效率。

（五）营养筛查及营养治疗

目前临床常用营养风险筛查 2002（nutritional risk screening 2002，NRS2002）

等方法。患者入院后 24h 内应进行营养风险筛查。有营养风险者，需针对性制订营养诊断与干预计划；无营养风险者，应于 1 周后再次行营养风险筛查；择期手术者，营养风险筛查时间应提前至术前 10 天以上。营养治疗能提高患者手术耐受性，减少术后并发症发生率，改善预后。

五、乳腺癌合并食管癌的治疗

根据发生时间的间隔 MPC 可分为同时性 MPC，即与原发癌发病的间隔时间 <6 个月；异时性 MPC，即与原发癌发病的间隔时间 ≥6 个月。乳腺癌 MPC 预后较差，同时性 MPC 预后更差。乳腺癌合并食管癌的治疗主要取决于两种肿瘤的分期及乳腺癌所处的治疗阶段，治疗方式应综合患者身体情况。目前国内外学者多认为，与未手术组比较，异时性 MPC 组患者第二肿瘤切除术后生存期更长。具备手术指征的乳腺癌伴 MPC 患者，第二肿瘤手术后预后更好。

（一）可根治性切除的乳腺癌合并食管癌患者的治疗策略

可根治性切除的乳腺癌合并食管癌的患者按照食管癌的分期可分为三类，即早期、可根治性切除和不可根治性切除。

（1）对于可根治性切除的乳腺癌合并早期食管癌患者（M1 型、M2 型、部分 M3 型、部分 SM1 型），同时性 MPC 可优先选择内镜下切除食管癌，以增加乳腺癌根治术的手术耐受性，减少创伤，加快恢复。异时性 MPC 可选择内镜下切除或手术切除。

（2）对于可根治性切除的乳腺癌合并可根治性切除食管癌的同时性或异时性 MPC 患者，身体状态良好者，应尽量采取手术治疗。同时性 MPC 患者，若手术耐受性好，可采取同期手术；若同期手术耐受性差，可采取分期手术。分期手术原则上没有先后之分，可以先行手术切除分期稍晚、预后较差的肿瘤；吞咽困难症状明显者，也可先行食管癌根治术以改善营养状况；分期手术的两次手术间隔时间常 >4 周以提高手术耐受性。

若预计食管癌切除困难，可先行乳腺癌根治术，4 周后采取新辅助放化疗，或新辅助治疗 2 个周期后同期或分期行乳腺癌和食管癌根治术。新辅助化疗方案可选用对乳腺癌和食管癌均有效的含紫杉醇的治疗方案。三阴性乳腺癌患者合并食管鳞癌可选用同为食管癌一线化疗方案的 PC 方案（紫杉醇+卡铂）。对 HER2 阳性乳腺癌合并食管胃结合部腺癌患者，一线治疗可联合曲妥珠单抗。对三阴性乳腺癌合并食管癌患者，可联合 PD-1/PD-L1 治疗；对 HER2 阳性患者，PD-1/PD-L1 联合曲妥珠单抗可提高有效率。

（3）对于可根治性手术切除的乳腺癌合并不可根治性切除食管癌的同时性或异时性 MPC 患者，身体状态良好时，可先行乳腺癌切除术，术后 4 周再行根治性同步放化疗。有研究发现，食管癌 MPC 患者行放疗的预后主要取决于肿瘤的临床分期，而不取决于 MPC 存在与否。因此，放疗对食管癌 MPC 患者是安全有效的。对于吞咽困难症状明显的患者，可行内镜下食管覆膜支架植入。

（二）不可根治性切除的乳腺癌合并食管癌患者的治疗策略

不可根治性切除的乳腺癌合并食管癌，按照食管癌的分期也可分为三类，即早期、可根治性切除和不可根治性切除。

对于不可根治性切除的乳腺癌合并早期食管癌患者（M1 型、M2 型、部分 M3 型、部分 SM1 型），首选内镜下切除，同时可适当放宽内镜下切除适应证，内镜治疗后加做 ERFA，术后行同步放化疗。

因食管癌总体预后差于乳腺癌，对于不可根治性切除的乳腺癌合并可根治性切除食管癌 MPC 患者，可在乳腺癌控制的前提下行食管癌根治术，可在药物治疗乳腺癌 4 周后尽早采取手术切除食管癌。若合并远处转移，需鉴别转移灶为乳腺癌转移还是食管癌转移。

对于不可根治性切除的乳腺癌合并不可根治性切除食管癌的同时性或异时性 MPC 患者，推荐行根治性同步放化疗。多部位同时放疗可酌情减低剂量。药物治疗方案仍推荐含铂类或紫杉醇的方案，对 HER2 阳性一线治疗可联合曲妥珠单抗。对三阴性乳腺癌合并食管癌患者，可联合 PD-1/PD-L1 治疗。对 HER2 阳性患者也可在曲妥珠单抗方案上加用 PD-1/PD-L1。

（朱　冰　曾　育）

参 考 文 献

赫捷，陈万青，李兆申，等，2022. 中国食管癌筛查与早诊早治指南（2022，北京）. 中华肿瘤杂志，44（6）：491-522.

黄洁丽，牛崇峰，朱斌，等，2022. 真实世界多原发癌的临床病理特征及其诊疗策略. 中国肿瘤生物治疗杂志，29（6）：567-570.

李印，秦建军，2020. 中国临床肿瘤学会（CSCO）食管癌诊治指南 2020 版外科领域更新要点解读. 中国胸心血管外科临床杂志，27（8）：857-859.

孙正魁，江泽飞. 2022，2022 版《中国临床肿瘤学会乳腺癌诊疗指南》更新解读. 中国肿瘤外科杂志，14（3）：212-218.

文珍，张彦秋，吴蓉，等，2021. 首发为食管鳞癌的多原发癌患者临床特征及生存分析. 中国应用生理学杂志，37（4）：407-414.

张万岱，胡伏莲，萧树东，等，2010. 中国自然人群幽门螺杆菌感染的流行病学调查. 现代消化及介入诊疗，15（3）：265-270.

郑希希，贾勇圣，史业辉，等，2017. 乳腺癌多原发癌的临床病理特征及预后分析. 中国肿瘤临床，44（5）：219-223.

中国抗癌协会乳腺癌专业委员会，吴炅，2022. 中国乳腺癌筛查与早期诊断指南. 中国癌症杂志，32（4）：363-372.

中国医师协会放射肿瘤治疗医师分会，中华医学会放射肿瘤治疗学分会，中国抗癌协会肿瘤放射治疗专业委员会，2022. 中国食管癌放射治疗指南（2021年版）. 国际肿瘤学杂志，49（1）：14-22.

Echizen H, 2016. The first-in-class potassium-competitive acid blocker, vonoprazan fumarate：pharmacokinetic and pharmacodynamic considerations. Clin Pharmacokinet, 55（4）：409-418.

Eser K, Önder AH, Sezer E, et al, 2022. Proton pump inhibitors may reduce the efficacy of ribociclib and palbociclib in metastatic breast cancer patients based on an observational study. BMC Cancer, 22（1）：516.

Kamada T, Satoh K, Itoh T, et al, 2021. Evidence-based clinical practice guidelines for peptic ulcer disease 2020. J Gastroenterol, 56（4）：303-322.

Li Z, Zou D, Ma X, et al, 2010. Epidemiology of peptic ulcer disease：endoscopic results of the systematic investigation of gastrointestinal disease in China. Am J Gastroenterol, 105（12）：2570-2577.

Naranjo CA, Busto U, Sellers EM, et al, 1981. A method for estimating the probability of adverse drug reactions. Clin Pharmacol Ther, 30（2）：239-245.

Prabhu A, Obi KO, Rubenstein JH, 2013. Systematic review with meta-analysis：race-specific effects of alcohol and tobacco on the risk of oesophageal squamous cell carcinoma. Aliment Pharmacol Ther, 38（10）：1145-1155.

Ren S, Cai P, Liu Y, et al, 2022. Prevalence of Helicobacter pylori infection in China：a systematic review and meta-analysis. J Gastroenterol Hepatol, 37（4）：464-470.

Sakurai K, Suda H, Ido Y, et al, 2017. Comparative study：vonoprazan and proton pump inhibitors in *Helicobacter pylori* eradication therapy. World J Gastroenterol, 23（4）：668-675.

Shirai K, Tamaki Y, Kitamoto Y, et al, 2013. Prognosis was not deteriorated by multiple primary cancers in esophageal cancer patients treated by radiotherapy. J Radiat Res, 54（4）：706-711.

Tao Z, Li SX, Shen K, et al, 2019. Safety and efficacy profile of neratinib：a systematic review and Meta-analysis of 23 prospective clinical trials. Clin Drug Investig, 39（1）：27-43.

第二十三章　乳腺癌合并胃癌的诊治

　　乳腺癌是全球女性最常见的恶性肿瘤，胃癌发病率则居全球恶性肿瘤发病率第 5 位，但是乳腺癌合并胃癌的多原发癌却比较少见。针对乳腺癌合并胃癌的诊治是针对双原发癌的诊治；更重要也较为困难的是如何鉴别乳腺癌胃转移与原发性胃癌，因为这意味着完全不同的治疗方式。临床上乳腺癌胃转移也并不多见，文献估计占乳腺癌患者的 2%～18%，并且它还可能在乳腺癌确诊多年之后发生。

一、诊断

　　早期胃癌术后 5 年生存率可达 90%以上，故早期诊断有重要意义。但是由于早期胃癌临床表现缺乏特异性，故其诊断比例较低，多数患者就诊时已有进展。为了早期发现胃癌并及时治疗，对于以下人群应定期检查：①40 岁以上既往无胃病史，近期出现上消化道症状，或既往有上消化道症状但近期上腹部疼痛不适加重或疼痛节律明显改变者；②出现不明原因的贫血、黑便或消瘦者；③有胃癌家族史者。

（一）临床表现

　　1. 乳腺癌合并胃癌的临床表现　　此类双原发癌具有各自原发肿瘤的临床表现，但也有一些共同表现。原发性胃癌早期多无明显症状。部分患者可有非特异性临床表现，如上腹部饱胀不适、隐痛、反酸、嗳气、恶心、呕吐，偶有呕血、黑便等。而这些症状往往按"胃炎""胃病"治疗后可暂时缓解，所以不易引起关注。早期胃癌也多无明显体征，部分患者可有上腹部深压痛、贫血等表现。

　　随着病情进展，胃癌可出现上腹部疼痛加重或疼痛规律改变、体重减轻及梗阻等症状。不同部位的胃癌临床表现各有特点。当肿瘤累及贲门、胃底时，可有胸骨后不适和进食梗阻感；胃窦癌累及幽门，可导致幽门不完全性或完全性梗阻，从而出现进食后上腹部饱胀不适和呕吐宿食等症状。肿瘤破溃或侵犯胃周血管可引起呕血、便血；肿瘤发生急性穿孔可导致剧烈腹痛。进展期胃癌最常见的体征为贫血、上腹部压痛及肿块，部分患者可出现幽门梗阻体征如胃型、振水音；累及胆管可引起黄疸；腹腔种植转移可引起肠梗阻；还有腹水、锁骨上淋巴结肿大、直肠前凹扪及肿块、克鲁肯贝格（Krukenberg）瘤（卵巢种植转移）等表现。

　　远处转移性表现，乳腺癌及胃癌都可能存在，如肝转移、骨转移等。应特别注意，淋巴转移是胃癌及乳腺癌的主要转移途径，胃癌可转移至左锁骨上及腋窝淋巴结，乳腺癌也易发生腋窝及锁骨上淋巴结转移，所以此类淋巴结肿大应注意查明，避免误诊。

　　2. 乳腺癌胃转移的临床表现　类似于原发性胃癌，缺乏特异性，常有腹痛、厌食、吞咽困难、呕吐等，其中腹痛最常见。尽管乳腺癌胃转移患者非常少见，但当有乳腺癌病史的患者出现胃肠道症状时，仍需警惕此病。

　　3. 胃癌乳腺转移的临床表现　与乳腺癌胃转移相比，胃癌乳腺转移的症状也无特异性，一般表现为乳房结节、肿胀、压痛和疼痛等，其中以左侧乳房最常见。在胃癌乳腺转移病例中，以 Borrmann Ⅲ型、印戒细胞癌、T4 期肿瘤和伴淋巴结转移多见。胃癌出现乳腺转移时，也多伴随多器官、多部位的转移；在转移过程中，乳房受累可能是第一步，也可能有多发转移的背景。因此，当胃癌出现乳腺转移时，应进行全身筛查。

　　总之，不管是乳腺癌胃转移还是胃癌乳腺转移，其临床表现都难以达到诊断目的，更多是提示作用。当原发癌患者出现另一部位相关症状时，即应警惕转移的发生。

（二）辅助检查

　　胃癌的辅助检查方法主要有血清学检查及 X 线钡剂、CT、MRI、超声、内镜、PET/CT、腹腔镜检查等。其中，治疗前检查最主要的是内镜和影像学检查，以对胃癌进行定性、定位及分期诊断。

　　1. 血清学检查　肿瘤标志物如 CEA、CA19-9 及 CA125 等在部分患者中可见升高，而由于其敏感性及特异性有限，无助于胃癌确诊，但可以作为预后和疗效的评价指标。

　　2. CT 检查　胸腹盆部 CT 检查是胃癌治疗前分期的基本手段。多层螺旋增强 CT 可了解胃内及胃壁累及情况，还能判断胃周淋巴结、周围器官有无转移或浸润，是作为胃癌术前 TNM 分期的首选方法，同时检查范围应包括胸、腹、盆腔。胸部 CT 检查可以很好地判断双肺、胸膜及纵隔转移，同时若肿瘤累及食管胃结合部或食管下段较多，推荐行胸部增强 CT 扫描。检查前，通过饮入温水保证胃充分充盈，可以提高肿瘤 T 分期的准确度。若无禁忌证，一般推荐增强 CT 扫描，比平扫可以更好地判断肿瘤部位、侵犯程度及与周围血管的关系。对于增强扫描有禁忌如造影剂过敏、肾功能损坏的患者可行 MRI 检查。腹部 MRI 可作为怀疑有肝转移时的进一步检查手段。CT 检查对于胃癌淋巴结转移检出率较低，对于腹膜转移的检出灵敏度也较差。

　　同时，晚期乳腺癌患者，特别是分期较晚、具有高危复发因素者，推荐行胸部 CT 检查以评估是否有肺、胸膜和纵隔转移。

3. 胃镜检查　胃镜及胃镜下活检是目前诊断胃癌的金标准。胃镜下可以直接观察胃黏膜病变的部位及范围。胃镜下在可疑病灶中心及边缘进行活检，一般取材 4～6 处，能提高诊断的准确率。同时，放大胃镜及染色内镜可以提高微小癌的检出率。

超声内镜（EUS）检查对于诊断 T 分期和 N 分期的准确程度不低于 CT 检查，尤其对于早期胃癌。美国癌症联合委员会（AJCC）/国际抗癌联盟（UICC）已推荐超声内镜为胃癌的首选分期检查方法。EUS 检查不仅能在内镜下直接观察胃黏膜病变，通过超声优势还可以显示胃壁的解剖层次及肿瘤的浸润深度。在 EUS 下，肿瘤主要表现为不均匀低回声区伴胃壁结构层次的破坏。另外，EUS 还可探及胃周肿大淋巴结，有助于胃癌的诊断及临床分期。

乳腺癌胃转移在内镜下有多种表现，可表现为溃疡型、息肉型等，其中最常见的是皮革胃。但是，单纯从内镜下表现很难区别乳腺癌胃转移与原发性胃癌，所以仍需在内镜下取活组织进行病理检验。

需注意，胃部继发性肿瘤经常在黏膜下层或肌层深处，行内镜检查时，往往难以发现病灶。因此，对于有胃肠道症状的乳腺癌患者，不能只行内镜检查，需同时结合影像学检查对病灶进行更准确的评估。建议对确诊乳腺癌的患者先行腹部超声检查，怀疑有脏器转移时再行腹部 CT 或 MRI 检查。

4. X 线钡剂检查　上消化道 X 线钡剂检查依旧是胃癌诊断的常用方法。目前多采用气钡双重造影检查，通过观察黏膜相和充盈相做出诊断。其主要征象有龛影、充盈缺损、胃壁僵硬、胃腔狭窄、黏膜纹理改变等。但是 X 线钡剂检查有其局限性，它不能直接观察到病变，也不能进行组织学活检。随着内镜技术的广泛应用，X 线钡剂检查在一些大型医院已较少使用。

5. 腹腔镜检查　作为一种侵入性检查方法，可以直观地评估腹腔内情况及有无腹膜、网膜等转移，对治疗计划的制订有一定意义。同时，对网膜或腹膜结节行术中冰冻切片病理检查可提示诊断；还可行腹腔灌洗，使用约 200ml 生理盐水充分灌注腹腔，并回收＞50ml 的灌洗液进行细胞学检查。它可作为 CT 怀疑腹膜转移时进一步检查的手段。

6. PET/CT 检查　针对乳腺癌远处转移、胃癌远处转移，可以用 PET/CT 评估全身情况，对于 M 分期有重要意义。但是胃癌中黏液腺癌、低分化癌及印戒细胞癌敏感性较低，因其对示踪剂 F-FDG 的摄取较少。PET/CT 检查费用高昂，不宜作为常规手段。

7. 其他检查　①胃液脱落细胞学：有时肿瘤细胞脱落进入胃液，可行胃液细胞学检测，但是由于其灵敏度较低，较少使用；②浅表淋巴结穿刺活检：对疑有浅表淋巴结转移的患者行淋巴结穿刺活检，有时可以确诊。

（三）组织学或细胞学检查

通过胃镜活检、腹腔灌洗液或淋巴结穿刺标本等取得的胃组织，经病理学检查可以明确诊断。

在病理类型中，浸润性小叶癌最易转移。对于曾有乳腺癌病史者，取得的胃部病变组织应该与原发性乳腺癌病理学进行比较，因为其组织学表现可能相似。乳腺小叶癌也可能会出现印戒细胞，易与原发性印戒型或弥漫型胃腺癌相混淆。

（四）免疫组化及分子诊断

1. 免疫组化检测　胃癌中，普通型腺癌，如管状腺癌、乳头状腺癌、黏液腺癌、低黏附性癌或上述组织学类型的混合性腺癌，常出现肠上皮或小凹上皮表型特征，其诊断通常无须借助免疫组化。然而，一些特殊类型的胃癌，如低分化神经内分泌癌、胃癌伴淋巴样间质等，常需免疫组化检测。通过选用不同类型的胃癌相关标志物免疫组化指标以协助诊断。更重要的是，详细的免疫组化分析可能是区分乳腺癌胃转移和原发性胃癌及胃癌乳腺转移与原发性乳腺癌唯一的方法。

（1）ER、PR：作为乳腺癌的标志物，有助于乳腺癌胃转移与原发性胃癌的鉴别。第一代 ERβ 抗体检测存在局限性，因为在原发性胃癌中也有约 32% 和 12% 的 ER、PR 阳性。Taal 等运用第二代抗雌激素受体 α（ERα）抗体进行免疫组化检测发现，原发性胃癌中所有 ERα 均为阴性，乳腺癌胃转移组所有 ERα 均为阳性。所以，胃活检中腺癌的 ERα 或孕酮受体（PgR）免疫组化染色阳性可诊断转移性乳腺癌。

（2）HNFA4：是一种核转录因子，被认为是早期胃癌的潜在治疗靶点；近期研究显示，HNF4A 可能是区分乳腺癌胃转移和原发性胃癌的金标准标志物。它能特异性地识别胃癌细胞，在原发性胃癌或胃癌向乳腺转移患者中，HNF4A 表现出较强的阳性染色；当乳腺癌转移到胃时，HNF4A 染色阴性。

（3）巨囊性病的液状蛋白 15（GCDFP-15）和乳腺球蛋白（mammaglobin）：乳腺标志物 GCDFP-15 和乳腺球蛋白在部分转移性乳腺癌中为阳性，而在胃癌中无表达，有助于乳腺癌胃转移与原发性胃癌的鉴别，但是敏感性及特异性较低。

（4）GATA3：是乳腺上皮、尿路上皮及 T 淋巴细胞亚群等分化的重要转录因子。GATA3 对乳腺癌、尿路上皮癌等的敏感性很高，对原发性胃癌敏感性很低，是鉴别乳腺癌胃转移和原发性胃癌很有前景的标志物。

（5）E-钙黏着蛋白（E-cadherin）：Taal 等研究了 E-钙黏着蛋白在原发性胃癌与转移性乳腺癌中的表达差异，研究发现，E-钙黏着蛋白缺乏与转移性乳腺癌显著相关。胃活检发现，腺癌中 E-钙黏着蛋白表达的缺失可能会增加转移性乳腺癌的发生，但尚需深入研究。

（6）其他免疫组化标志物如 SOX10、FOXA1 等也是近年来鉴别乳腺癌胃转移与原发性胃癌的新型标志物，较传统的免疫组化标志物敏感性和特异性更高，具有很高的诊断价值。

而针对胃癌乳腺转移，其免疫组化染色通常为 ErbB-2、ER、PR 和 GCDFP-15 呈阴性，而 CEA、CK7 和 CK20 等上皮标志物呈阳性。

2. 分子诊断　胃癌的规范化和个体化治疗需根据精准病理诊断与分型。除了传统的组织病理学诊断方法外，推荐免疫组化、原位杂交和基因测序等技术，检测相关生物标志物，有助于胃癌的精准病理诊断并指导治疗。

（1）HER2 检测：HER2 是原癌基因 *HER2/Neu* 编码的一种分子量为 158kDa 的跨膜糖蛋白 p185，*HER2* 基因扩增与增加细胞分化、迁移，减少细胞凋亡，加快血管生成，肿瘤侵袭、局部及远处转移密切相关。胃癌中 HER2 整体阳性率为 14%。同时，HER2 也是乳腺癌重要的驱动基因和预后指标，是抗 HER2 药物治疗的主要预测指标。

HER2 阳性胃癌是一类独特的疾病亚型，它与 HER2 阴性胃癌治疗策略不同。HER2 阳性患者可以从抗 HER2 治疗中获益。*HER2* 基因扩增可预测晚期胃癌患者对曲妥珠单抗治疗的反应和预后。对于抗 HER2 治疗后胃癌进展的 HER2 阳性患者，不推荐盲目地继续抗 HER2 治疗；如果能获得足够标本，建议重新检测肿瘤复发组织中 HER2 表达状态，以指导后续治疗。

所有乳腺癌浸润性病灶均应进行 HER2 检测，并建议经病理诊断证实为胃腺癌的病例进行 HER2 检测。

（2）MSI/MMR 状态：针对 PD-1 及 PD-L1 的免疫检查点抑制剂治疗可以使晚期胃癌患者，特别是微卫星高度不稳定（MSI-H）的患者获益。对于临床拟采用 PD-1/PD-L1 抑制剂治疗的胃癌患者，需要评估微卫星不稳定性（MSI）/错配修复（MMR）状态、PD-L1 表达和肿瘤组织的 EB 病毒感染状态。

二、治疗

对此类双原发癌，不管是同时性癌还是异时性癌，偶见个案报道。对于其治疗，尚缺乏大型临床研究，应结合肿瘤部位、分期、患者状况等综合考虑，并进行多学科讨论以拟定个体化治疗方案。经过临床分期评估可进行根治性手术切除的原发性胃癌及乳腺癌患者，建议同期进行手术治疗。有报道，对于乳腺肿块待查合并胃镜活检确诊的胃癌患者，先行乳腺肿块切除或胃癌手术同时切除乳腺包块行术中冰冻切片病理检查；同时行胃癌根治术，腹部手术结束后继续行乳腺癌改良根治术。

1. **胃癌的治疗**　胃癌的治疗方式取决于肿瘤的部位、分期及患者的状况等。目前，胃癌的治疗依旧是以外科手术为主的综合治疗。胃癌治疗前，应对患者进行充分的评估以制定个体化的治疗方案。

（1）内镜治疗：主要有内镜下黏膜切除术和内镜下黏膜下层切除术两类。内镜治疗应严格遵守适应证，其适用于极低淋巴结转移风险的部分早期胃癌患者。内镜下黏膜切除术的绝对适应证：直径≤2cm 的无溃疡或溃疡瘢痕分化型黏膜内癌（cT1a 期）。内镜下黏膜下层切除术的绝对适应证：①直径＞2cm 的无溃疡或溃疡瘢痕 cT1a 期分化型癌；②直径≤3cm 的有溃疡或溃疡瘢痕 cT1a 期分化型癌；③直径≤2cm 的无溃疡或溃疡瘢痕 cT1a 期未分化癌。对于满足扩大适应证的患者，其复发转移的风险也随之增加，在临床应用中应谨慎选择。

内镜下切除的标本应进行详细的病理检查。内镜下切除的根治度主要由局部切除程度和淋巴转移的可能性两个要素决定。通过 eCura 评价系统对内镜切除根治度进行判定，决定其后的随访及治疗策略，如后续是否密切随访观察、追加内镜治疗或外科手术等治疗决策。多篇系统分析结果表明，在局部切缘阴性的前提下，满足绝对适应证的病例，淋巴结转移率＜1%，且长期随访结果预后与外科手术切除相仿；满足扩大适应证的患者，淋巴结转移率＜3%，但长期随访结果尚未知。

（2）手术治疗：胃癌的手术治疗主要包括两大类，即根治性手术和非根治性手术，后者包括姑息手术及减瘤手术等。外科手术切除后的标本送病理检查，可以明确具体的 T、N 分期等情况，并指导后续辅助治疗方案。

1）胃癌根治性手术：主要包括三部分，即病灶切除、区域淋巴结清扫及消化道重建。胃癌根治性切除术要求完整切除原发病灶，必要时扩大手术切除范围，包括联合脏器切除等。胃切除的范围依据肿瘤的部位及分型决定，切除范围应确保足够的阴性切缘。一般对于 T2 期以上的 Borrmann Ⅰ～Ⅱ型胃癌，近切缘至少3cm；BorrmannⅢ～Ⅳ型，近切缘至少 5cm；若肿瘤可疑侵犯食管或幽门，不必追求 5cm 的切缘，必要时行术中冰冻切片病理检查以协助判断，从而达到 R0 根治。

根据肿瘤部位及侵犯程度，可选择行远端胃切除术、近端胃切除术或全胃切除术，并根据胃切除的类型进行相应的胃周淋巴结及血管旁淋巴结清扫。

对于进展期食管胃结合部肿瘤，综合治疗方式为新辅助化疗+胃切除术 D2 根治术+术后辅助化疗。术前新辅助化疗可使肿瘤达到降期目的，便于后期手术，提高 R0 切除率及改善预后。对于分期相对较晚的食管胃结合部肿瘤，可先行腹腔镜探查，术中再决定是否行根治。对于食管侵犯＜3cm 的食管胃结合部肿瘤，建议经腹手术，因经胸手术创伤大，患者并发症及病死率增加，而对预后却无明显改善。

扩大根治术指在标准根治术的基础上，若肿瘤累及其他脏器，如脾、肝、横结肠等，且无其他远处转移，则联合相关脏器切除。扩大根治术不同于姑息性手术或减瘤手术，它完整切除了肿瘤原发病灶并达到 R0 根治，对提高患者生存率及改善预后有重要意义。

腹腔镜手术：对于 cT1N0、cT1N1 期胃癌，腹腔镜手术与开腹手术安全性相当且长期预后无明显差异，可作为常规选择。分期较晚的胃癌，对于部分大型腔镜中心有经验的外科医生，腔镜手术可以减少术中出血，促进术后恢复，故建议在技术和安全有保障的前提下开展。

胃癌机器人手术：目前开展得较少，仅在部分大型医院进行；且对于胃癌治疗的价值尚无大型研究证实，目前仍需要更多的临床研究证据支持。

2）姑息性手术：主要目的是针对无法行根治性手术的患者，消除其出血、穿孔、梗阻等肿瘤并发症症状，提高生活质量。姑息性手术包括胃空肠吻合、病灶切除、胃造瘘等，对缓解患者肿瘤引起的相关并发症有重要意义，可解轻患者痛苦，提高生活质量。

3）减瘤手术：主要针对存在不可治愈因素（如肝转移、腹膜转移、腹主动脉旁淋巴结转移等），在尚无肿瘤并发症时所进行的姑息性胃切除术，以减轻肿瘤负荷。但是它对患者的生存获益尚存争议，临床上少有采用。

（3）术后辅助治疗：对术后病理分期为 Ⅰ 期的早期胃癌患者，一般不推荐行术后辅助化疗。对术后分期为 Ⅱ、Ⅲ 的患者进行术后辅助化疗已达成共识。胃癌术后辅助化疗方案一般推荐氟尿嘧啶联合铂类的方案。对于 Ⅱ 期患者，推荐方案为替吉奥（S-1）单药治疗或 XELOX 方案（奥沙利铂+卡培他滨）。对 Ⅲ 期患者，推荐 XELOX 或 SOX 方案（奥沙利铂+S-1）。

乳腺癌术后的辅助治疗主要有化疗、靶向治疗、内分泌治疗及放疗等。针对 HER2 阳性患者，术后联合曲妥珠单抗靶向治疗可显著降低复发和死亡风险，已成为 HER2 阳性早期乳腺癌辅助治疗的标准靶向治疗。

术后辅助治疗中，虽针对胃癌及乳腺癌有共同的化疗药物可选择，如铂类、紫杉醇类等，但是针对双原发癌，术后选择何种化疗药物、剂量、周期及何时进行针对乳腺癌的内分泌治疗、放疗等需要外科、肿瘤科医生等进行个体化评估。

（4）胃癌的新辅助治疗：对于局部进展期胃癌，特别是 cT4bN+M0 患者，术前新辅助治疗可以达到降期目的。目前推荐术前予以 3 个周期 SOX 方案，术后予以 5 个周期 SOX 方案联合 3 个周期 S-1 单药。根据相关研究，此方案相较于单纯的术后 XELOX 辅助化疗可以显著提高 3 年无病生存期（DFS），并提高 R0 切除率。另外，胃癌术前新辅助治疗方案还可选择 XELOX、FOLFOX（奥沙利铂+氟尿嘧啶）、SP（顺铂+S-1）及 SOX 方案。应注意，术前新辅助治疗需要及时评估疗效。

（5）不可手术切除的局部进展期胃癌的治疗：不可切除的局部进展期胃癌，即肿瘤巨大、包绕大血管或区域淋巴结转移较多等情况，或存在与患者一般情况相关的手术禁忌证时，如经评估患者可以耐受放化疗，可以选择先行转化治疗。治疗过程中评估疗效，若肿瘤退缩良好，可以获得手术机会。同样，具体的治疗方案需要经过 MDT 讨论拟定。

2. 晚期转移性肿瘤的治疗

（1）转移性胃癌的治疗：对于无手术根治机会或转移性胃癌患者，采取以全身治疗为主的综合治疗，如姑息手术、放疗、射频消融、腹腔灌注等局部治疗手段。对于胃癌乳腺转移，局部病灶可切除时是否可行手术治疗，目前尚无大型前瞻性研究予以循证医学支持，依旧推荐 MDT 行个体化治疗。目前，针对胃癌的药物治疗主要包括化疗和分子靶向治疗。虽然对胃癌的靶向药物研究众多，但是在我国批准上市的仅限于抗 HER2 的一线治疗，抗血管生成通路及免疫检查点抑制剂的二、三线治疗。氟尿嘧啶类、铂类及紫杉醇类药物组成的两药或三药化疗方案是晚期胃癌的主要化疗药物。

针对 HER2 阳性患者，一线治疗方案为曲妥珠单抗+奥沙利铂/顺铂+氟尿嘧啶/卡培他滨。针对 HER2 阴性患者，推荐奥沙利铂+氟尿嘧啶类或紫杉醇+氟尿嘧啶类或顺铂+氟尿嘧啶类。ToGA 研究结果显示，对初治 HER2 过表达的晚期转移性胃腺癌患者，曲妥珠单抗联合氟尿嘧啶/卡培他滨+顺铂较单纯化疗可提高有效率及增加生存获益。

晚期二线及后线治疗适用于一线治疗后进展的患者。目前二线的推荐方案为单药化疗（紫杉醇/多西他赛/伊立替康）。在我国，抗 VEGFR2 的阿帕替尼已用于晚期胃/食管胃结合部腺癌患者的三线或三线以上治疗。关于免疫检查点抑制剂，目前已批准纳武利尤单抗用于治疗既往接受过两种或两种以上全身性治疗方案的晚期或复发性胃/食管胃结合部腺癌患者。

针对 HER2 阳性的乳腺癌患者，抗 HER2 治疗为一线治疗。由此可见，针对 HER2 阳性的乳腺癌合并胃癌的治疗中，曲妥珠单抗可以发挥重要作用。

（2）乳腺癌胃转移的治疗：乳腺癌胃转移意味着应全身治疗。乳腺癌胃转移的病理确诊是指导正确治疗的第一步。针对转移病灶，可进行类似于原发性乳腺癌的治疗，如化疗、内分泌治疗及靶向治疗等。在某些病例或小部分患者中，化疗或内分泌治疗仅在 30%～50%接受全身治疗的患者中产生明显的姑息作用，而内分泌治疗和化疗之间的缓解率无明显差异；从诊断有胃转移开始，患者的中位生存期为 11～28 个月。一些专家建议，对孤立性胃转移进行手术治疗，然后施行化疗和激素治疗，此时手术切除能否带来生存获益尚未知。考虑到全身性疾病的阶段，目前的趋势是以微创方式处理胃转移并发症，如用于胃出口梗阻的腔内支架、用于肿瘤出血的内镜或血管内介入治疗。

（张　军）

参 考 文 献

蔡凤林，周士福，2008. 胃癌淋巴结转移误诊为乳腺癌转移. 临床误诊误治，8（1）：76.

闫振宇，买春阳，高鹏，等，2016. Her2 在乳腺癌和胃癌中表达的临床意义. 中国免疫学杂志，32（6）：858-862.

赵文浩，吕涵柠，张鑫宇，等，2020. 乳腺癌胃转移与原发性胃癌鉴别诊断的研究进展. 肿瘤学杂志，26（8）：669-673.

Birla R，Dinu D，Iosif C，et al，2019. Gastric metastasis of invasive lobular breast carcinoma，a current diagnostic and treatment challenge—a review. Chirurgia（Bucur），114（5）：571-578.

Ma Y，Liu W，Li J，et al，2018. Gastric cancer with breast metastasis：clinical features and prognostic factors. Oncol Lett，16（5）：5565-5574.

Taal BG，Peterse H，Boot H，2000. Clinical presentation，endoscopic features，and treatment of gastric metastases from breast carcinoma. Cancer，89（11）：2214-2221.

Xu L，Liang S，Yan N，et al，2017. Metastatic gastric cancer from breast carcinoma：a report of 78 cases. Oncol Lett，14（4）：4069-4077.

第二十四章　乳腺癌合并结直肠癌的诊治

结直肠癌和乳腺癌都是常见的恶性肿瘤，发病率和死亡率均呈上升趋势，据2020年全球癌症统计数据，我国结直肠癌的年新发病例为55.5万例，居恶性肿瘤第三位；乳腺癌的年新发病例高达41.6万例，占年新发癌症患者总数的9.1%，占女性新发癌症患者总数的19.9%，是中国及全球女性患病率最高的癌症。乳腺癌和结直肠癌的病例基数庞大，因此乳腺癌合并结直肠癌的病例并不少见。由于乳腺癌根治术后新发的结直肠癌与一般结直肠癌治疗的区别不大，结直肠癌根治术后新发的乳腺癌也与一般乳腺癌的治疗差别不大，本章将重点介绍同期双原发癌乳腺癌合并结直肠癌的诊疗。

一、诊断

明确诊断是制定治疗策略的前提，尤其在合并两种原发癌的情况下，必须充分评估两种恶性肿瘤的疾病状态。

（一）临床表现

80%的乳腺癌患者以乳腺肿块首诊，随着病情进展，可出现乳腺肿块增大伴隐痛；乳头溢液；皮肤出现酒窝征及橘皮样改变；乳头回缩或偏斜、乳头及乳晕皮肤瘙痒、糜烂、结痂等；腋窝淋巴结肿大，晚期可有锁骨上和对侧腋窝淋巴结转移；乳腺癌转移至肺、肝、骨、脑等器官的相关症状，如胸痛、骨痛、肝大、黄疸、头痛等。合并结直肠癌的患者可出现以下症状：排便习惯改变；大便性状改变；腹痛或腹部不适、痉挛性腹痛；腹部肿块；肠梗阻相关症状；全身症状，如贫血、消瘦、乏力、低热等；结直肠癌肝转移后的相关症状，如腹水、肝大、黄疸等。

（二）疾病史及家族史

乳腺癌的发病与家族史、基因突变、性别、年龄、乳腺良性疾病史、致密型乳腺、月经史、生育史、激素替代治疗、糖尿病、射线暴露、肥胖、长期吸烟饮酒史等密切相关，结直肠癌也与家族史、结直肠息肉或腺瘤、克罗恩病、溃疡性结肠炎、血吸虫病、生活习惯等相关，因此应详细询问相关疾病史及家族史。

（三）体格检查

乳腺癌合并结直肠癌患者的体格检查应包括一般状况评估、全身浅表淋巴结特别是腹股沟及锁骨上淋巴结检查。乳腺的体格检查主要包括乳腺的触诊及区域淋巴结的触诊，乳腺已有明确肿块时诊断不难，但不能忽略一些早期的乳腺癌体征，如局部腺体增厚、乳头溢液、局部皮肤凹陷等。结直肠癌的体格检查主要包括腹部视诊和触诊，检查有无肠型、肠蠕动波，腹部是否可触及肿块；腹部叩诊及听诊有无移动性浊音及肠鸣音异常。直肠指检了解直肠及盆底情况。

（四）实验室检查

实验室检查主要包括血常规、尿常规、粪便常规及隐血试验、生化系列，肿瘤标志物（如 CA153、CEA）主要用于转移性乳腺癌患者的病情监测。结直肠癌患者在诊断时、治疗前、评价疗效时、随访时可检测外周血 CEA、CA19-9；疑有肝转移患者检测甲胎蛋白（AFP）；疑有腹膜、卵巢转移患者检测 CA125。

（五）影像学检查

对于合并结直肠癌的乳腺癌患者，为明确诊断分期，影像学检查包括乳腺超声、腹部超声、胸腹部和盆腔增强 CT 或增强 MRI 等，疑有骨转移时可行骨扫描，考虑多发转移灶者也可行 PET/CT 检查，拟使用曲妥珠单抗、帕妥珠单抗等治疗时，还应进行心功能检查（如超声心动图等）。

（六）内镜检查

合并结直肠癌的乳腺癌患者均推荐做全结肠镜检查，以明确肿块大小、距肛缘位置、形态、局部浸润范围，且对病变行病理活检。结肠肠管在检查时可能出现皱缩，内镜所见肿块远侧与肛缘距离可能会有误差，建议结合 CT 或 MRI 检查结果明确病灶部位。对病灶较小，术中可能定位困难者，术前可经内镜下注射纳米碳、亚甲蓝等染色剂行病灶定位，有条件时还可行术中肠镜协助定位。

（七）病理学诊断

病理检查是诊断乳腺癌和结直肠癌的金标准，对于合并两种癌的患者，应尽量在治疗前获得病理诊断，乳腺癌的病理标本主要通过穿刺活检取得，结直肠癌的病理标本主要通过内镜检查获得，转移灶的病理标本也可作为病理诊断的依据，对患者不仅需要准确的病理诊断，还需要有正确、可靠的与肿瘤治疗方案选择、疗效预测和预后判断相关的肿瘤标志物检测结果。乳腺癌的病理检查应包括组织学分级、免疫组化和肿瘤分子检测，对所有乳腺浸润性癌病例应进行 ER、PR、HER2 免疫组化染色及 PD-L1 和 Ki-67 检测，HER2（2+）病例应进一步行 FISH 检测。对于手术标本还应明确肿瘤数量、大小、浸润深度、切缘、淋巴结转移的情况。结直肠癌的病理标本应完善 MMR 蛋白表达或 MSI 检测以明确微卫星状态，转移性结直肠癌的病理检测需明确 *RAS* 和 *BRAF* 基因状态。术前行新辅助治疗的根治术标本还需做肿瘤退缩分级（TRG）描述。

（八）手术探查

以下情况建议行手术探查以明确诊断及治疗，有条件者可通过术中冰冻切片病理检查协助决策：经过各种检查尚不能明确诊断且高度怀疑乳腺癌或结直肠癌；出现肠梗阻，进行保守治疗无效；疑有肠穿孔；保守治疗无效的大量便血。

二、治疗

（一）MDT 原则

对于肿瘤性疾病，MDT 诊疗模式是有效的手段。对于合并两种肿瘤的患者尤其适合，因此建议乳腺癌合并结直肠癌的患者均应进入 MDT 诊疗模式，此诊疗模式以患者为中心，成员包括乳腺外科、结直肠外科、肿瘤内科、放疗科、放射介入科、超声影像科、病理科等专业有一定资质的医生。对乳腺癌合并结直肠癌的患者，应采用以手术治疗为主的综合治疗原则，根据肿瘤的生物学行为和患者的身体状况和具体病情，联合运用多种治疗手段，兼顾局部治疗和全身治疗，以提高疗效和改善患者的生活质量。MDT 诊疗模式可以减少医生个体做出的不完善决策，其重要作用还有：①更精确的疾病分期；②减少治疗混乱和避免延误治疗；③更个性化的评估体系和治疗；④更好的治疗衔接；⑤更高的生活质量；⑥最佳的临床和生存获益；⑦最优的卫生经济学。

（二）手术治疗

对于可根治的乳腺癌和结直肠癌，无论是初发还是复发，行根治手术是首选，对于可能切除的较晚期乳腺癌和结直肠癌，也可采取化疗、靶向治疗及免疫治疗等，争取手术根治的机会。全身情况差、主要脏器有严重疾病、年老体弱不能耐受手术者属手术禁忌。手术方式和手术时机的选择应综合考虑两种肿瘤的临床分期和患者的具体状况。

1. 乳腺癌手术治疗　乳腺癌手术方式的选择应结合患者本人意愿，根据病理分型、疾病分期及辅助治疗的条件而定。对可切除的乳腺癌患者，手术应达到局部及区域淋巴结最大程度的清除，以提高生存率，然后再考虑外观及功能。

2. 结直肠癌手术治疗

（1）结肠癌手术方式：结肠癌根治性手术要求整块切除癌及其远、近两端 10cm 以上的肠管，并包括系膜和区域淋巴结。常用术式如下。

1）右半结肠切除术：适用于盲肠、升结肠、结肠肝曲的癌肿。切除范围包括右半横结肠及回肠末段和相应系膜、胃第 6 组淋巴结，回肠与横结肠端端或端侧吻合。

2）横结肠切除术：适用于横结肠癌。切除包括肝曲或脾曲的整个横结肠、大网膜及其相应系膜和胃第 6 组淋巴结，行升结肠和降结肠端端吻合术。

3）左半结肠切除术：适用于结肠脾曲和降结肠癌。切除范围包括横结肠左半、降结肠及部分或全部乙状结肠，然后做结肠间或结肠与直肠端端吻合术。

4）乙状结肠切除术：适用于乙状结肠癌。

5）结肠癌并发急性梗阻时应在进行胃肠减压、纠正水和电解质紊乱及酸碱失衡等准备后，及早施行手术。右侧结肠癌做右半结肠切除一期回肠结肠吻合术。如癌肿不能切除，可行回肠横结肠侧侧吻合术。左侧结肠癌并发急性梗阻时，可置入支架缓解梗阻，限期行根治性手术。若开腹手术见粪便较多，可行术中灌洗后予以吻合。若肠管扩张、水肿明显，可行近端造口、远端封闭，将封闭的断端固定在造口周围并做好记录，以便在回纳造口时容易寻找。如肿瘤不能切除，可在梗阻部位的近侧做横结肠造口，术后行辅助治疗，待肿瘤缩小降期后，再评估能否行二期根治性切除。

（2）直肠癌手术：高位直肠癌的治疗与结肠癌基本相同。手术是其主要治疗方法。姑息治疗适用于无法进行根治性手术的晚期直肠癌，原则是尽量解除痛苦、改善生活质量、延长生命。手术通过精细的操作锐性切除肿瘤，是效果最确切的局部治疗。手术方式根据肿瘤位置、分期、细胞分级、体型及控便能力等因素综合选择。大量的临床病理学研究提示，直肠癌向远端肠壁浸润的范围较结肠癌小，只有 2% 的直肠癌向远端浸润超过 2cm，这是选择手术方式的重要依据。

1）局部切除术：适用于 T1 期以内的直肠癌，并保证至少 3mm 切缘。手术方式主要有两类：经肛局部切除术、骶后入路局部切除术。

2）根治性切除术：整块切除癌肿和足够的切缘、区域淋巴结和伴行血管及完整的直肠系膜。主要手术方式包括 Miles 手术、Dixon 手术及其衍生式和 Hartmann 手术。施行直肠癌根治术的同时，要充分考虑患者的生活质量，术中尽量保护排尿功能和性功能。

直肠癌侵犯子宫时，可一并切除子宫，称为后盆腔脏器清扫；直肠癌侵犯膀胱，行直肠和膀胱（男性）或直肠、子宫和膀胱（女性）切除时，称为全盆腔清扫。如伴发能切除的肝、肺或腹股沟淋巴结转移，可同时切除及清扫。腹腔镜下的直肠癌根治术具有创伤小、恢复快的优点。

3）姑息手术：晚期结直肠癌的姑息手术以解除痛苦和处理并发症为主要目的，如排便困难或肠梗阻可行乙状结肠双腔造口，肿瘤出血无法控制可行肿瘤姑息性切除。应充分评估手术获益和风险。

3. 手术时机的选择　手术时机应在 MDT 讨论后决定，遵循先急后缓、两者兼顾的原则。对于合并梗阻的结直肠癌，应先通过手术或介入等方式解决梗阻后再进行乳腺癌治疗；在患者身体条件和医疗条件允许时，也可考虑同期行结直肠癌手术和乳腺癌手术；对于局部晚期乳腺癌和结直肠癌，可在新辅助治疗后行手术治疗。

4. 转移性癌的手术治疗　对于初诊Ⅳ期乳腺癌患者切除原发病灶是否能够获益尚有争议。目前证据表明，除单纯骨转移患者可能获得生存期延长外，其他晚期乳腺癌患者切除原发肿瘤尚无明确的生存获益。对于可切除的转移性结直肠癌，应积极通过转化治疗争取手术切除的机会，转移灶可一期同步切除和二期分阶段切除；对于始终无法切除的转移灶是否必须切除原发灶目前尚有争议。

（三）化疗

乳腺癌是实体肿瘤中应用化疗最有效的癌之一，结直肠癌的化疗效果也较好。若两种癌主要治疗时间相隔较远，应根据各自的方案进行化疗；若两种癌主要治疗时间相近，化疗方案需经过肿瘤科、乳腺外科、胃肠外科等 MDT 讨论后综合制定。乳腺癌和结直肠癌基本化疗方案差别较大，综合乳腺癌和结直肠癌的常用化疗方案，氟尿嘧啶类药物和铂类药物疗效确切，可优先考虑使用这两类药物进行化疗。对于适合积极治疗者，还可考虑联合紫杉醇类药物的三药方案。

（四）靶向治疗

HER2 阳性乳腺癌患者化疗时应联合曲妥珠单抗治疗，有研究发现，曲妥珠单抗对 HER2 阳性结直肠癌患者有效，曲妥珠单抗联合吡咯替尼对 HER2 阳性乳腺癌合并结直肠癌患者有良好疗效，可优先选择。贝伐珠单抗对于结直肠癌，尤其是 *RAS* 和 *BRAF* 双野生/微卫星稳定（MSS）型右半肠癌疗效确切，在化疗基础上加用贝伐珠单抗也可改善转移性乳腺癌患者的 PFS，因此它可作为转移性乳腺癌合并结直肠癌患者，尤其是 HER2 阴性患者的靶向药物选择。

（五）免疫治疗

帕博利珠单抗对 MSI-H/错配修复缺陷（dMMR）的结直肠癌疗效确切，对于

PD-L1 阳性（CPS≥10）的三阴性乳腺癌患者，帕博利珠单抗联合化疗一线治疗的 PFS 和总生存期（OS）均优于单纯化疗，因此帕博利珠单抗可作为 PD-L1 阳性乳腺癌合并结直肠癌患者的免疫治疗选择。

（六）放疗

放疗是乳腺癌和直肠癌局部治疗的手段之一。乳腺癌保乳手术后放疗是治疗方案的重要组成部分，乳腺癌病灶>5cm 或有腋窝淋巴结转移的乳腺癌改良根治术后均应行放疗。在结直肠癌围手术期行放疗可提高治愈的机会；姑息放疗可缓解症状。结直肠癌若影像学评估有肿瘤浸润较深、直肠系膜筋膜受累等高危因素，应接受术前放疗。若未行术前放疗，且术后病理提示局部复发风险高，如环周切缘阳性、盆侧壁淋巴结转移等患者均应接受术后放疗。另外，对于无法根治的晚期或复发患者，放疗可用于缓解结直肠癌引起的局部症状。

（七）内分泌治疗

激素受体阳性乳腺癌患者可采用内分泌治疗。

（钱　昆　杨福宇）

参 考 文 献

中国抗癌协会，中国抗癌协会大肠癌专业委员会，2022. 中国恶性肿瘤整合诊治指南-结肠癌部分. 中华结直肠疾病电子杂志，11（1）：1-12.

中国抗癌协会，中国抗癌协会大肠癌专业委员会，2022. 中国恶性肿瘤整合诊治指南-直肠癌部分. 中华结直肠疾病电子杂志，11（2）：89-103.

中国研究型医院学会乳腺专业委员会，中国女性乳腺癌预防共识专家组，2022. 中国女性乳腺癌预防专家共识. 中国研究型医院，9（4）：5-13.

中华医学会消化病学分会，中华医学会消化病学分会消化系统肿瘤协作组，2021. 中国结直肠肿瘤综合预防共识意见（2021 年，上海）. 胃肠病学，26（5）：279-311.

Cao W，Chen HD，Yu YW，et al，2021. Changing profiles of cancer burden worldwide and in China：a secondary analysis of the global cancer statistics 2020. Chin Med J（Engl），134（7）：783-791.

Cortes J，Cescon DW，Rugo HS，et al，2020. Pembrolizumab plus chemotherapy versus placebo plus chemotherapy for previously untreated locally recurrent inoperable or metastatic triple-negative breast cancer（KEYNOTE-355）：a randomised，placebo-controlled，double-blind，phase 3 clinical trial. Lancet，396（10265）：1817-1828.

Fennell ML，Das IP，Clauser S，et al，2010. The organization of multidisciplinary care teams：modeling internal and external influences on cancer care quality. J Natl Cancer Inst Monogr，（40）：72-80.

Hu CY，Bailey CE，You YN，et al，2015. Time trend analysis of primary tumor resection for stage

Ⅳ colorectal cancer: less surgery, improved survival. JAMA Surg, 150 (3): 245-251.

Moritani K, Kanemitsu Y, Shida D, et al, 2020. A randomized controlled trial comparing primary tumour resection plus chemotherapy with chemotherapy alone in incurable stage Ⅳ colorectal cancer: JCOG1007 (iPACS study). Jpn J Clin Oncol, 50 (1): 89-93.

Neuman HB, Morrogh M, Gonen M, et al, 2010. Stage Ⅳ breast cancer in the era of targeted therapy: does surgery of the primary tumor matter? Cancer, 116 (5): 1226-1233.

第二十五章　乳腺癌胃肠道转移的诊治

原发性乳腺癌常见转移途径是淋巴道转移和血行转移，其最常发生远处转移的部位是骨、肺、肝和脑，消化道转移少见。文献报道，乳腺癌消化道转移占全部乳腺癌转移的6%～18%，具体部位无特异性，乳腺小叶癌常发生胃肠转移。美国梅奥诊所回顾性分析了1985～2000年就诊的12 001例转移性乳腺癌患者，胃肠道转移73例，其中转移至消化道不同部位的比例分别为食管8%、胃28%、小肠19%、结直肠45%。Asch等报道了52例乳腺癌胃肠道转移的病例，比例分别为食管25%、胃25%、小肠26.9%、结肠19.2%和直肠3.9%。

一、临床表现和诊断

乳腺癌消化道转移与消化道原发肿瘤临床症状相似且与转移部位相关，多表现为腹痛、腹胀、恶心和呕吐、消化不良、体重减轻、消化道出血、肠梗阻、大便习惯改变、贫血或疲劳等。

乳腺癌不同病理类型其转移部位有差异，浸润性小叶癌易向胃肠道、女性生殖器官、腹膜表面及腹膜后转移，而浸润性导管癌通常转移至肝、肺、骨等器官。乳腺癌的胃肠道转移影像学和内镜检查结果特异性差，很难与原发性消化道肿瘤区别。

胃转移性乳腺癌患者胃镜检查可表现为皮革胃、溃疡及息肉等形态，缺乏特异性。有研究认为，浸润性导管癌容易形成结节样肿物，而浸润性小叶癌因肿瘤细胞黏附性差，更容易形成皮革胃改变。

与胃肠转移相关的乳腺癌最常见的组织学类型是浸润性小叶癌，因胃肠浸润性小叶癌的印戒细胞形态可能与原发性消化道肿瘤相似，所以免疫组化辅助诊断至关重要。常用的支持乳腺来源的标志物包括ER、PR、GCDFP-15、乳腺球蛋白、GATA3、SOX10、FOXC1、TRPS1等。ER、PR在胃癌中的阳性率为23%～44.2%。GCDFP-15是乳腺囊肿液中一种较大的组成蛋白，可在任何具有大汗腺特征的细胞中表达。它在乳腺癌中的表达敏感性和特异性分别为55%～76%和95%～100%。乳腺珠蛋白是乳腺癌敏感性、特异性高的表达基因，免疫组化标记阳性率为80%～84%。GATA3是锌指蛋白转录因子家族的一员，调控细胞的增殖、分化和发育，它在乳腺癌中高表达，尤其在转移性乳腺癌中有较高敏感性，但特异性较差。上述分子作为乳腺来源的相对特异性抗体的联合应用有助于判断肿瘤细胞来源，但随着肿瘤细胞分化降低而表达减少。CK20在胃、结肠、胰腺和移行细胞癌中有表达，而在乳腺癌中表达缺失。CK7 与此相反，它广泛表达于 90% 的乳腺癌。因此，CK7、CK20 对乳腺癌胃转移与原发性胃癌的鉴别诊断有一定的价值。另外，近年来还发现了一些在三阴性乳腺癌中高表达的分子，如 SOX10、FOXC1 和 TRPS1 等，可为三阴性乳腺癌转移癌的鉴别提供支持，其中 TRPS1 在各种分子分型的乳腺癌中都有较高的阳性率，可作为判断乳腺来源的新型标志物。E-钙黏着蛋白和 p120 常用来鉴别乳腺癌组织来源，E-钙黏着蛋白是上皮细胞间主要的黏附分子，浸润性小叶癌中常表达缺失，是与浸润性导管癌相鉴别的重要指标。乳腺浸润性小叶癌中，p120 存在于胞质，而浸润性导管癌 p120 常位于胞膜，是仅次于 E-钙黏着蛋白鉴别乳腺小叶癌的重要标志物。综上，目前尚无任何一种免疫组化标志物，对乳腺癌与其他组织起源肿瘤的鉴别诊断具有 100% 的敏感性和特异性，故宜联合使用多种标志物。

二、治疗

因为大部分患者在诊断原发性乳腺癌数年后才发现胃肠或其他部位转移，故胃肠转移性乳腺癌患者大多预后较差，其中位生存期约 28 个月。尽管恶性肿瘤胃肠道的转移率低，但由于乳腺癌的高发病率，乳腺癌仍是转移至胃肠道最常见的实体肿瘤。因此，有乳腺癌病史患者出现消化系统症状时，应警惕乳腺癌胃肠道转移。早期区别原发及继发性胃肠道肿瘤，制定相应的治疗方案尤为重要，方案应追求个体化、全身性及 MDT 联合诊治。手术往往不作为首选，仅在患者出现梗阻症状及大出血时，可行胃切除手术或短路手术，以缓解症状，但并不能显著延长患者生存期。由于乳腺癌的胃转移通常预示患者出现远处转移，处于晚期，故治疗原则仍以针对原发肿瘤病灶分子分型的综合治疗为主，对于 ER、PR 阳性患者，仍以内分泌治疗及化疗为主。有些学者认为，乳腺癌患者使用他莫昔芬治疗 5 年后，再延长芳香化酶抑制剂内分泌治疗 5 年可显著降低复发风险。对于不合并内脏危象的患者，可首选 CDK4/6 抑制剂联合内分泌治疗。若肿瘤进展迅速，内脏转移广泛，合并内脏危象，应先给予化疗等起效更快的治疗。对于 HER2 阳性乳腺癌患者，应明确转移灶 HER2 状态，患者若未见明显并发症，均应尽早行抗 HER2 治疗。三阴性乳腺癌患者以化疗为主，可先进行 BRCA 基因检测，BRCA 基因突变患者选择铂类药物化疗更优。

乳腺癌胃肠道转移病例虽然不多，但仍居胃肠道转移实体瘤之首。接诊以消化系统症状为首发症状的患者时，应追问患者有无乳腺癌病史。警惕胃肠道转移癌发生的可能。常规影像学检查及内镜检查对明确消化道病灶有一定的价值，但在区分原发性消化系统肿瘤及乳腺癌转移性肿瘤时缺乏特异性，通过内镜检查取得组织活检且结合上述免疫组化染色辅助诊断尤为重要。因乳腺癌胃肠道转移多在原发癌治疗多年后发生，预后通常较差，往往全身多处转移，故外科手术治疗多为姑息性对症处理，以挽救生命或改善生活质量为主。建议对乳腺癌胃肠道转移患者采用系统性化疗、放疗、内分泌和靶向治疗等综合治疗，治疗目的主要是在保证患者生活质量的基础上控制肿瘤，减轻症状及延长患者生存期。

（曹益嘉　李肇星）

参 考 文 献

Chu PG，Weiss LM，2004. Immunohistochemical characterization of signet-ring cell carcinomas of the stomach，breast，and colon. Am J Clin Pathol，121（6）：884-892.

DeSantis C，Ma J，Bryan L，et al，2014. Breast cancer statistics. CA Cancer J Clin，64（1）：52-62.

DeSantis C，Siegel R，Bandi P，et al，2011. Breast cancer statistics. CA Cancer J Clin，61（6）：409-418.

Dória MT，Maesaka JY，Martins SN Filho，et al，2015. Gastric metastasis as the first manifestation of an invasive lobular carcinoma of the breast. Autops Case Rep，5（3）：49-53.

McLemore EC，Pockaj BA，Reynolds C，et al，2005. Breast cancer：presentation and intervention in women with gastrointestinal metastasis and carcinomatosis. Ann Surg Oncol，12（11）：886-894.

Mettlin C，1999. Global breast cancer mortality statistics. CA Cancer J Clin，49（3）：138-144.

Singhai R，Patil VW，Jaiswal SR，et al，2011. E-cadherin as a diagnostic biomarker in breast cancer. N Am J Med Sci，3（5）：227-233.

第二十六章　乳腺癌围手术期胃肠道等
不良反应的管理

乳腺癌患者治疗过程中常见胃肠道反应，如恶心、呕吐、食欲减退、腹痛、腹泻等，严重者还可能引起水电解质紊乱、营养失调、体重减轻、生活自理能力受限、焦虑、恐惧、抑郁、治疗耐受性降低，甚至窒息或吸入性肺炎等严重后果，被迫更改治疗方案甚至中止抗肿瘤治疗。因此，手术前应充分评估患者心肺功能及胃肠道功能、营养状况、机体耐受能力等，进行积极的术前准备及合理的围手术期管理，可降低上述并发症的发生率和病死率。

近十余年，加速康复外科（enhanced recovery after surgery，ERAS）成功用于外科手术，通过外科、麻醉、护理、营养等多学科协作，优化围手术期处理的临床路径，从而减少围手术期应激反应及术后并发症，缩短住院时间，促进患者康复。这一优化的临床路径贯穿于住院至出院的治疗全过程，有助于提高患者围手术期的安全性及满意度，尚可缩短30%的术后住院时间，减少医疗费用支出。围手术期创伤应激反应对胃肠功能影响早、持续时间长，围手术期胃肠道管理的各项处理措施将直接影响患者术后康复进程。本章将探讨乳腺癌围手术期胃肠道等不良反应的管理。

一、术前准备

完善的术前准备可使患者具有充分的心理和生理准备，包括术前访视和宣教、术前评估、术前器官功能优化、禁食及碳水化合物摄入、预防性使用抗感染药物及抗血栓治疗等。

（一）术前访视和宣教

麻醉医师和手术室护士术前一日对拟行乳腺癌手术患者常规进行术前访视，取得患者及家属信任与合作。伴有严重胃肠道反应的患者，术前多有食欲减退、体重下降等情况，加之对手术、麻醉和对术后形体变化的担心，患者及家属术前多有恐惧、焦虑等负面情绪。医护可通过口头、书面、卡片、多媒体、展板等形式，重点介绍麻醉、手术、术后处理等围手术期ERAS理念及相关事宜，并给出有利于术后康复的建议。术前宣教、咨询解答及良好的医患沟通有助于缓解患者及家属的焦虑、紧张情绪，增强其治疗信心，并有助于对各项医疗措施的理解和配合。同时发放 ERAS 病员日记，教会患者 ERAS 康复操。

（二）术前评估

1. 总体评估　对伴有胃肠道反应的乳腺癌患者，术前麻醉医师和手术室护士应全面评估患者全身状况、营养状态、胃肠道反应症状、心肺功能及基础疾病。麻醉医师需仔细询问患者，获得有关病史（包括伴随疾病、手术史、过敏史、麻醉史等）、体格检查、实验室检查、特殊检查和精神状态，以及拟行手术的情况，判断气管插管的难易程度，必要时就麻醉和手术的风险与手术医生及患者取得共识。

2. 心脏功能评估　对心血管功能的全面评估是平稳度过围手术期，减少术后并发症的关键。合并心血管疾病的乳腺癌患者手术时，术前主要危险因素取决于是否合并有不稳定型冠脉综合征和心功能状况，具体的禁忌证如近期心肌梗死、失代偿性心力衰竭、严重的心律失常和重度主动脉瓣狭窄或二尖瓣狭窄等。此外，患者术前行化疗和放疗也可能造成心血管结构及功能的损伤。乳腺癌常用的如蒽环类、紫杉类等细胞毒性化疗药物可引起心脏毒性，导致心脏结构与功能受损或原有心血管疾病恶化，特别是对于有心血管疾病危险因素者，更容易发生心血管不良反应。急性心力衰竭者禁忌行择期手术。

心脏评估的重点在于确定患者能否在术前心脏评估或干预中受益。日常生活运动耐量是围手术期心血管风险的重要预测因素之一，运动耐量低下预示心脏功能低下。运动耐量通常用代谢当量（metabolic equivalent of task，MET）表示，可预测术后心血管事件发生率，心脏风险等级与 MET 呈负相关。>7MET 者体能良好，可耐受手术与麻醉；4～7MET 者为中等，手术与麻醉风险较低；<4MET 者的体能较差，手术与麻醉有一定的危险性。心功能良好者，即使有稳定型缺血性心脏病或其他危险因素，其预后也较好。

3. 呼吸功能评估　目前呼吸功能评估仍是围手术期呼吸管理的重要依据，对部分患者应结合呼吸功能测定和动脉血气分析进行呼吸功能评估。乳腺癌患者术前合并有慢性阻塞性肺疾病、肺部已有感染、低蛋白血症、较长手术时间、高龄、全身麻醉、吸烟等，都可能是术后肺部并发症的风险因素。呼吸系统危险因素包括肺功能损害程度较重、有慢性肺部疾病、合并中到重度呼吸功能不全、动脉氧分压（PaO_2）<60mmHg、动脉二氧化碳分压（$PaCO_2$）>45mmHg、有长期吸烟史未戒烟、有哮喘病史、急性呼吸道感染。

对于气道高反应性如支气管哮喘患者，术前应重点了解哮喘严重程度、诱发因素、控制哮喘药物、近期是否有呼吸道感染病史等。发作期哮喘患者，应暂缓手术，积极治疗控制哮喘发作至少 1 周后方可手术。

4. 胃肠道反应发生因素评估　乳腺癌患者综合治疗中发生的胃肠道反应以

恶心呕吐多见。除了术前新辅助化疗用药致恶心呕吐最常见和严重外，还有多种因素会影响恶心呕吐的发生风险，主要包括治疗药物相关因素（如剂量强度、剂量密度、输出速度、给药途径、合并用药、治疗周期等）、放疗靶区部位和剂量强度，以及患者自身因素（如性别、年龄、晕动症或孕吐史、饮酒史、焦虑症、体力状态、基础疾病及既往有治疗引起恶心呕吐史等）。评估恶心呕吐发生风险时，还需考虑患者是否使用麻醉药物包括阿片类药物或吸入麻醉药等，是否存在前庭功能障碍、肿瘤脑转移、电解质紊乱、尿毒症、肝功能异常、疼痛及精神心理因素等。总之，接受乳腺癌治疗的年轻女性较其他人群更易出现恶心呕吐，有既往化疗史者呕吐常比较重，延迟性化疗所致恶心呕吐较急性更为常见，且程度更重，治疗更困难。

乳腺癌患者术前合并有胃肠道疾病而发生恶心呕吐、腹胀等症状者不多，但近期患者发生急性胃肠炎、胃溃疡、胃轻瘫、不完全性或完全性肠梗阻等疾病，其胃肠道功能相对较差，有时也会发生恶心呕吐。

5. 营养风险评估　手术和化疗均会造成乳腺癌患者的营养状况下降，营养不良可直接影响术后并发症和预后，因此术前应进行准确的营养风险评估和对严重营养不足的纠正。目前常用的营养风险筛查工具是营养风险筛查量表，包括三方面内容：①营养状况受损评分（0~3分）；②疾病严重程度评分（0~3分）；③年龄评分（年龄≥70岁者加1分）。总分为0~7分，评分≥3分作为存在营养风险的指标，<3分表示不存在营养风险。该量表评分能较客观地反映乳腺癌合并胃肠道反应者的营养风险，并与预后密切相关，对有营养风险者进行营养治疗，可降低并发症尤其是感染性并发症的发生率。

（三）术前器官功能优化

1. 心脏功能优化　美国心脏协会（American Heart Association，AHA）建议，乳腺癌患者在接受治疗前、中、后都要监测心脏功能。AHA倡导的"7项简单生活方式"（life's simple 7）包括体力活动、健康体重、健康饮食、避免烟草、健康的血压、健康的胆固醇及健康的血糖水平，对乳腺癌和非乳腺癌人群防控心血管疾病风险均有重要意义。合并高危因素患者，围手术期发生心肌梗死、心力衰竭、完全性房室传导阻滞风险极高，对于乳腺癌这样的限期手术，应充分权衡患者心血管风险与手术的获益，必要时应先转心脏内科治疗心血管疾病，病情改善后再施行乳腺癌手术。

2. 呼吸功能优化　术前肺功能评估和肺功能训练有助于减少术后呼吸系统并发症。术前积极进行风险因素的调控，鼓励有氧运动、呼吸锻炼和吸气肌训练。对有潜在肺部并发症的患者进行积极干预有助于提高肺功能和手术耐受性，降低术后肺部并发症发生率，缩短住院时间。术前呼吸系统管理包括术前肺功能评估和肺功能训练；制订呼吸锻炼计划，指导患者进行术前至少 2 周的呼吸功能锻炼，包括腹式呼吸、缩唇呼吸、吹气球、扩胸运动、排痰练习，有条件者可配合使用呼吸振荡器。帮助患者保持呼吸道通畅，及时清除呼吸道分泌物，提高肺功能，降低术后呼吸系统并发症发生率。术前戒烟戒酒 1 个月，促进患者预康复是 ERAS 的重要措施之一。戒烟至少 2 周可减少术后并发症。

（四）术前恶心呕吐处理

术前应积极治疗乳腺癌患者合并的胃肠道疾病及其他内科疾病，重点干预恶心呕吐等胃肠道反应。合理选择药物以预防化疗所致恶心呕吐是治疗的优选模式。有胃食管反流病史的患者管理较棘手，对于偶有症状者，按胃食管反流病处理；对于症状持续（一周数次）者采用药物治疗，在麻醉的选择上都按误吸的风险增加处理（如选择气管插管而非喉罩）。

伴有胃肠道反应的乳腺癌患者，由于恶心呕吐导致摄入不足、大量消化液丢失等引起水电解质紊乱，常见低钾血症、低钠血症。乳腺癌手术患者的血钠浓度应高于 130mmol/L，血钾在 3mmol/L 以上，可进行择期手术，一般无心电图改变的慢性轻度低钾（3～3.5mmol/L）不会增加麻醉风险。

（五）营养支持治疗

充分的营养筛查、评估和管理，可降低患者的围手术期风险，改善预后。术前充分的营养支持，可提供良好的营养准备，防止手术创伤后分解代谢期的体重下降和营养素缺乏，可以在正常需要量的基础上适当增加能量、蛋白质、维生素的供给。

当合并下述任一情况时应视为有严重营养风险：6 个月内体重下降＞10%；疼痛数字评分法评分＞5 分；BMI＜18.5kg/m²；血清白蛋白＜30g/L。对该类患者应进行支持治疗，首选肠内营养。当口服不能满足营养需要或合并十二指肠梗阻时，可行静脉营养支持治疗。术前营养治疗是实施术前预康复的良好时机，营养治疗时间一般为 7～10 天，严重营养风险者需要更长时间的营养支持改善营养状况，从而减少术后并发症。

（六）禁食及碳水化合物摄入

传统观点认为，术前禁食可降低麻醉诱导期间反流误吸的风险。但近年多项研究发现，术前 2h 进食清流质是安全的。在排除呕吐误吸风险情况下，乳腺癌患者围手术期尽可能缩短禁食禁饮时间，也不必做清洁肠道准备和常规使用镇静药物。近年，随着 ERAS 的实施，对于无消化道障碍及梗阻的患者，推荐术前 6h 禁食固体饮食，术前 2h 口服 5ml/kg 的清饮料，包括水、无果肉果汁、不含奶的咖啡、茶及碳水化合物，总量不超过 400ml，在 20～30min 饮完。对于非糖尿病者，术前 2h 口服碳水化合物饮品可减轻术后胰岛素抵抗，减少饥饿、口渴和焦虑等不适感。缩短禁食时间可明显减轻传统禁食方案给患者带来的应激，并不增加麻醉风险。术前 2h 进食清流质对降低术中输液负荷、麻醉复苏也有益处，同时也避免了禁饮禁食引起的脱水、低血压、水电解质紊乱等并发症。对于有胃排空障碍或胃肠梗阻者，应延长禁食时间，且术前需行胃肠减压。

（七）预防性使用抗感染药物

乳腺癌手术多为 Ⅰ 类切口，原则上不应预防性使用抗感染药物。但临床上，乳腺切除术的感染率高于清洁手术的预期，尤其是有假体植入或行皮瓣转移时。另外，患者如有肥胖、吸烟、高血压、糖尿病也有可能增加乳腺切除术，尤其是重建手术的感染风险。因此，乳腺癌手术患者若无术后感染的高危因素，则不必预防性使用抗生素。而对于施行假体植入、乳腺重建等术式者，手术切口感染的风险增大，可考虑预防性使用抗生素，通常选择作用于皮肤常见定植菌的抗生素，如头孢类，并于切开皮肤前 0.5～1h 输注完毕，如果手术时间＞3h 或术中出血量＞1000ml，可在术中重复使用 1 次。

有研究发现，吸烟、肥胖会增加皮瓣坏死的风险。血糖控制不佳的糖尿病及长期大量饮酒者手术切口感染的风险增大。因此，术前戒烟戒酒 1 个月，控制血糖在 7.8～10.0mmol/L，控制体重至 BMI＜30kg/m²，将有利于术后康复。

（八）预防性抗血栓治疗

恶性疾病、继往有盆腔手术史、术前使用糖皮质激素、有多种合并症及高凝状态是深静脉血栓形成的风险因素。肥胖、高龄也是血栓栓塞的独立危险因素。乳腺癌患者手术方式不同，引起血栓栓塞的风险也不同。乳腺重建术手术时间长，较乳腺癌根治术的风险高。因此，这些患者均应评估血栓栓塞的风险，并权衡出血与血栓栓塞的风险。采用合理的抗血栓治疗，低分子量肝素是常用的抗血栓药物。早期活动和机械性抗血栓措施（如使用间歇性充气压缩泵或穿弹力袜等）是常用的非药物方法。

二、术中管理

（一）麻醉方式的选择与管理

乳腺癌手术可选择全身麻醉或区域阻滞麻醉或两者联合应用。由于硬膜外麻醉期间患者清醒、对循环呼吸影响大、阻滞不完全导致疼痛等因素的影响，目前已很少单独用于乳腺癌手术。近年，全身麻醉与椎旁神经阻滞联合应用等麻醉方式日益受到重视，手术开始前实施神经阻滞，该麻醉方式具有减少术中阿片类药物的使用、苏醒快、术后恶心呕吐发生率低、用于术后镇痛、可降低术后慢性疼痛发生率等优点，其中胸椎旁神经阻滞是对一侧神经进行阻滞，可降低术后低血压、尿潴留、呼吸抑制等风险，椎旁阻滞在术后疼痛及恶心呕吐控制方面优于全身麻醉。为了使患者早期恢复，应尽可能使用短效麻醉药物。

（二）围手术期容量管理

ERAS 围手术期液体治疗目标是保持体液内环境稳态，避免由液体过量或器官灌注不足所致的术后并发症及胃肠道功能障碍。血容量不足会导致组织灌注不足，且增加微血管血栓形成的风险；容量过负荷又会增加心血管事件、伤口感染、伤口愈合不良等风险。规范化的目标导向液体治疗是实现容量适当的主要方法，基本原则是按需而入，控制补液总量及补液速度，重视心肺基础性病变，结合术前 3 天和手术当天患者的症状和体征，制定合理的补液方案。需要连续、动态监测患者容量反应性指标，维持血压不低于正常值的 20%，心率不快于正常值的 20%，中心静脉压处于 4～12mmHg，尿量维持在 0.5ml/（kg·h）以上，血乳酸不超过 2mmol/L，中心静脉血氧饱和度＞65%，每搏量变异度不超过 13%。外科患者，特别是消化道疾病和手术患者，更应注意在维持有效循环血容量的同时，积极维持电解质平衡。

（三）预防术中低体温

术中维持正常体温是维持机体内环境稳态的重要措施，可减少伤口感染、心脏并发症、出血和压力性损伤等，降低围手术期心血管事件发生率，缩短平均住院时间及降低病死率。术后寒战可发生于低体温、高热或体温正常的患者。寒战会使患者心肌耗氧量显著增加，低体温会影响机体免疫功能及药物代谢，从而延迟麻醉苏醒。因此，体温保护在 ERAS 麻醉管理中十分必要。术中应常规进行体温监测至术后，并采取必要的保温措施预防低体温发生，如室温保持在 21℃以上；体腔冲洗液加温至 37℃；静脉输液需要加温；尽量减少患者的身体暴露；使用保温毯或充气加温毯等措施，维持核心体温不低于 36℃，同时也须注意防止体温过高。

（四）恢复期心血管及呼吸系统并发症预防

1. 心血管系统并发症预防　麻醉恢复期是围麻醉期管理的延续，术后恢复期患者的心血管并发症与原有的心血管疾病密切相关。麻醉恢复期间，麻醉药物代谢、麻醉深度减浅和患者逐渐苏醒，血流动力学波动较大，心脏负荷较重，容易出现低血压、高血压、缓慢型或快速型心律失常。因此，恢复期应尽可能去除诱发因素，减少吸痰及尿管等引流管道的刺激，及时治疗术后疼痛，处理尿潴留。维持血流动力学稳定，维持内环境稳定和电解质平衡，充分给氧维持供需平衡等。

2. 呼吸系统并发症预防　术后呼吸系统并发症是引起围手术期死亡的重要原因，仅次于心血管系统并发症。患者进入恢复期，应进一步评估气道通畅情况、呼吸频率及血氧饱和度，及时处理并存的呼吸道疾病及有麻醉因素导致呼吸功能不全风险的患者。呼吸功能不全导致的低氧血症和高碳酸血症可能影响循环功能的恢复，故应合理掌握气管拔管时机，尽量减少对心血管功能的干扰。

（五）导尿管及引流管的留置

术中酌情考虑是否放置导尿管，短时小手术可以不放置导尿管；术中放置导尿管的患者，可在恢复期或者回病房后尽早拔除，减少导尿管留置带来的不便和尿路感染的风险。乳腺术后引流管应尽量缩短留置时间，尽早拔除，减少引流管留置带来的术后疼痛和伤口感染机会，方便患者活动，并及早过渡到正常生活状态。

三、术后管理

（一）多模式术后镇痛

术后疼痛对消化系统的影响最常见的是恶心呕吐、腹胀等临床表现，乳腺癌手术患者应接受多模式的镇痛治疗，良好的术后镇痛能够改善患者胃肠道反应，减少并发症，提高休息质量。乳腺癌手术后疼痛是恢复活动延迟和住院时间延长的主要原因之一，乳腺癌术后疼痛综合征是发生于乳腺癌术后的慢性疼痛之一，发生率为 10%～80%，其可能机制包括乳腺癌患者术前焦虑和抑郁状态、术中及放化疗导致臂丛神经损伤、术后中度以上急性疼痛等。围手术期疼痛管理及术后早期镇痛至关重要，可降低此综合征的发生率。

目前有口服给药镇痛、肌内注射给药镇痛、患者自控镇痛等多种镇痛类型，镇痛方式主要为预防性镇痛和治疗性镇痛。预防性镇痛是在术前给予镇痛药物，其目的是预防痛觉中枢敏化，腺苷、可乐定等是有效的预防性镇痛药物。治疗性镇痛包括静脉给药镇痛、局部浸润镇痛、椎旁阻滞镇痛等。联合应用不同的镇痛药物和镇痛方式，分别通过不同机制进行术后镇痛治疗的多模式镇痛的方法，包括阿片类镇痛药、非阿片类镇痛药、神经阻滞和其他辅助治疗等措施，以改善术后镇痛效果，降低药物相关副作用。加巴喷丁能有效控制乳腺癌手术后疼痛，术前或术中使用非甾体抗炎药，不仅能有效镇痛，还能降低术后慢性疼痛的发生率，切口部位的布比卡因浸润也能有效减轻术后疼痛。

（二）预防术后恶心呕吐

针对术后恶心呕吐应给予常规预防性治疗，提倡多模式的防治理念，包括联合药物及非药物治疗途径。恶心呕吐会导致术后康复和出院延迟。麻醉药物，尤其是吸入性麻醉药、阿片类镇痛药可增加恶心呕吐的发生率。5-羟色胺受体拮抗剂是有效的抗呕吐药物；地塞米松不仅可降低术后恶心呕吐的发生，还可抑制术后疼痛；两者联合应用效果更好。神经激肽-1 受体拮抗剂也能有效降低术后恶心呕吐的发生率，但需要术前服用。麻醉时吸入高浓度氧也可降低术后恶心呕吐的发生率。乳腺癌患者是术后恶心呕吐的高发人群，为了有效预防，此类患者术中应尽量减少阿片类药物的用量，并于术前、术中使用神经激肽-1 受体拮抗剂、5-羟色胺受体拮抗剂、地塞米松中的一种或联合使用。

（三）早期进食

围手术期营养支持不仅仅是能量供给，还有助于减轻手术应激反应、缓解术后肠麻痹，从而促进手术患者快速康复。ERAS 提倡术后早期进食，尽早恢复正常饮食，术后 24h 内进食是安全的。麻醉清醒后无恶心呕吐者，鼓励术后 2h 开始试饮水，少于 20ml（糖盐水或多维饮料或温开水），若无呛咳、不适，即可饮第二口，总量 20～50ml。乳腺癌患者术后常处于异常高代谢状态，进食、饮水量应根据胃肠耐受量逐渐增加，术后 6～12h 后可给予适当的流质饮食，并逐渐过渡到半流质和普食。进食较差或营养不良者可增加口服辅助营养物，提供营养支持，多食高热量、高维生素及优质蛋白食物，以增强抵抗力，促进切口愈合。尽早停止静脉输液。

（四）早期活动及功能锻炼

加强术后乳腺癌患者基础护理，适当调高床头（30°～45°），提高患者舒适度。乳腺癌患者应在术后 24h 内开始活动，尽早恢复下床活动。术后几天逐渐恢复到术前日常活动量，可降低术后肺炎及静脉血栓形成的风险，还有利于肠道蠕动和膀胱收缩功能的恢复，从而减少腹胀及尿潴留的发生率，有利于快速康复，但应注意避免意外跌伤。在医护人员的指导下坚持做 ERAS 康复操，术后患肢的锻炼既可防止"冻结肩"，又可预防水肿。功能锻炼必须严格遵守循序渐进的原则，以免影响伤口愈合。避免衣着过度紧身，短时期内应避免患侧肢体搬动及提取用物。

（五）健康教育指导及出院后支持

乳腺癌术后患者的心理负担与其年龄、病期、性格类型、社会支持和文化程度有关。虽然患者术前已经做好乳房缺失的准备，但术后面对缺失的乳房仍感到伤心、自卑，心理上的失落使患者容易出现抑郁和焦虑情绪。因此，需对术后患者进行心理支持，鼓励其积极治疗，乐观生活，加强早期活动和功能锻炼。及时处理术后疼痛等不适，可采用非药物的镇痛方法，鼓励患者学习和运用放松疗法缓解疼痛，暗示疗法及音乐疗法在某种程度上也能缓解疼痛。患者出院后应制订理疗、功能锻炼和其他支持治疗的计划，以促进患者生理及心理康复，提高其生活质量。出院后支持治疗可以采用电话随访并给予指导，也可以门诊随访，从而有效预防出院患者非计划再入院，减轻患者的焦虑情绪。

（吕碧琼）

参 考 文 献

孔令泉，吴凯南，2021. 乳腺肿瘤内分泌代谢病学. 北京：科学出版社.

施姬，李雷雪，林巧，等，2013. 快速康复外科理念对胃肠道手术患者护理的意义. 中国医学创新，10（30）：72-74.

宋丽华，高艳平，2017. 不同剂量右美托咪定对全麻下行妇科腹腔镜手术患者拔管反应的影响. 当代医学，23（9）：60-62.

尹力娜，李霞，孟薇，2020. 缩短围术期禁饮食时间对乳腺癌术后患者的影响. 齐鲁护理杂志，26（18）：29-31.

赵津津，吴敬彰，史双友，等，2016. 右美托咪定复合依托咪酯对老年胃肠道疾病手术患者血流动力学稳定性及术后炎症反应的影响. 广东医学，37（18）：2817-2820.

赵玉沛，熊利泽，2018. 加速康复外科中国专家共识暨路径管理指南（2018）. 中华麻醉学杂志，38（1）：1-20.

郑惊雷，梁力建，王在国，等，2016. 肝癌手术患者应用快速康复外科措施的效果分析. 中华临床医师杂志：电子版，10（1）：16-19.

中华医学会外科学分会，2015. 外科病人围手术期液体治疗专家共识（2015）. 中国实用外科杂志，35（9）：960-996.

中华医学会外科学分会胃肠外科学组，中华医学会外科学分会结直肠外科学组，中国医师协会外科医师分会上消化道外科医师委员会，2021. 胃肠外科病人围手术期全程营养管理中国专家共识（2021版）. 中国实用外科杂志，41（10）：1111-1125.

周芳，吴莉莉，蔡灵芝，2021. 基于快速康复外科理念的多模式护理干预在乳腺癌手术患者中的应用. 中国现代医生，59（11）：184-187.

朱阿芳，黄宇光，2018. 加速胃肠功能康复的麻醉和围手术期策略. 协和医学杂志，9（6）：496-500.

Bilku DK, Dennison AR, Hall TC, et al, 2014. Role of preoperative carbohydrate loading: a systematic review. Ann R Coll Surg Engl, 96（1）: 15-22.

Fujitani K, Tsujinaka T, Fujita J, et al, 2012. Prospective randomized trial of preoperative enteral

immunonutrition followed by elective total gastrectomy for gastric cancer. Br J Surg, 99 (5):
621-629.

Futier E, Lefrant JY, Guinot PG, et al, 2017. Effect of individualized vs standard blood pressure
management strategies on postoperative organ dysfunction among high-risk patients undergoing
major surgery: a randomized clinical trial. JAMA, 318 (14): 1346-1357.

Weimann A, Braga M, Carli F, et al, 2017. ESPEN guideline: clinical nutrition in surgery. Clin Nutr,
36 (3): 623-650.

附录　专业术语汉英对照

B

白细胞介素　interleukin，IL

表皮生长因子　epidermal growth factor，EGF

C

常见不良反应评定标准　Common Terminology Criteria for Adverse Events，CTCAE

纯化微粒化黄酮成分　micronized purified flavonoid fraction，MPFF

D

胆囊收缩素 B 受体　cholecystokinin B receptor，CCKBR

胆汁酸盐水解酶　bile salt hydrolase，BSH

多学科团队　multidisciplinary team，MDT

多原发癌　multiple primary cancer，MPC

E

二肽基肽酶-4　dipeptidyl peptidase-4，DPP4

F

放疗所致恶心呕吐　radiotherapy induced nausea and vomiting，RINV

放射性食管炎　radiation-induced esophagitis，RE

非结石性胆囊炎　acalculous cholecystitis，AC

非酒精性脂肪性胰腺炎　non-alcohol fatty pancreatitis

非甾体抗炎药　non-steroidal anti-inflammatory drug，NSAID

肥胖基因　obese gene，*OB*

腹腔镜阑尾切除术　laparoscopic appendectomy，LA

G

肛管直肠周围脓肿　perianorectal abscess

肛裂　anal fissure

肛瘘　anal fistula

高甘油三酯血症性急性胰腺炎　hypertriglyceridemia-induced acute pancreatitis，HAP

H

化疗导致的恶心呕吐　chemotherapy induced nausea and vomiting，CINV

混合痔　mixed hemorrhoid

J

急性阑尾炎　acute appendicitis，AA

急性胰腺炎　acute pancreatitis

加速康复外科　enhanced recovery after surgery，ERAS

假性肝硬化　pseudocirrhosis

结石性胆囊炎　calculous cholecystitis，CC

K

开放阑尾切除术　open appendectomy，OA

快速尿素酶试验　rapid urease test，RUT

酪氨酸激酶抑制剂　tyrosine kinase inhibitor，TKI

M

慢性胰腺炎　chronic pancreatitis

免疫检查点抑制剂　immune checkpoint inhibitor，ICI

N

内镜黏膜下剥离术　endoscopic submucosal dissection，ESD

内镜下射频消融术　endoscopic radio frequency ablation，ERFA

内痔　internal hemorrhoid

尿素呼气试验　urea breath test，UBT

R

人表皮生长因子受体 2　human epidermal growth factor receptor 2，HER2

乳腺癌相关胰腺炎　breast cancer associated pancreatitis

乳腺球蛋白　mammaglobin

S

上消化道出血　upper gastrointestinal bleeding，UGIB

神经激肽-1　neurokinin-1，NK-1

神经激肽-1 受体　neurokinin-1 receptor，NK1R

生长激素释放抑制因子　somatotropin release inhibiting factor，SRIF

生长抑素　somatostatin

食管贲门黏膜撕裂综合征　esophageal and cardiac mucosa laceration syndrome

食管鳞状细胞癌　esophageal squamous cell carcinoma，ESCC

食管上括约肌　upper esophageal sphincter，UES

食管下括约肌　lower esophageal sphincter，LES

食管腺癌　esophageal adenocarcinoma，EAC

瘦素　leptin，LP

术后恶心呕吐　postoperative nausea and vomiting，PONV

W

外痔　external hemorrhoid

胃泌素　gastrin

胃食管反流病　gastroesophageal reflux disease，GERD

无进展生存期　progression-free survival，PFS

X

下消化道出血　lower gastrointestinal bleeding，LGIB

消化道出血　gastrointestinal bleeding

消化性溃疡　peptic ulcer

血管活性肠肽　vasoactive intestinal polypeptide，VIP

Y

胰岛素样生长因子-1　insulin-like growth factor-1，IGF-1

胰高血糖素样肽-1　glucagon-like peptide-1，GLP-1

幽门螺杆菌　*Helicobacter pylori*，*Hp*

Z

质子泵抑制剂　proton pump inhibitor，PPI

中枢模式发生器　central pattern generator，CPG

肿瘤坏死因子 α　tumor necrosis factor α，TNF-α

周期蛋白依赖性激酶　cyclin-dependent kinase，CDK

其他

5-羟色胺　5-hydroxytryptamine，5-HT

P 物质　substance P，SP

（王　泽）